HÄNDE GUT, ALLES GUT

DR. MED. MICHAEL LEHNERT

HÄNDE GUT, ALLES GUT

Meine Tipps für gesunde und bewegliche Hände

südwest

INHALT

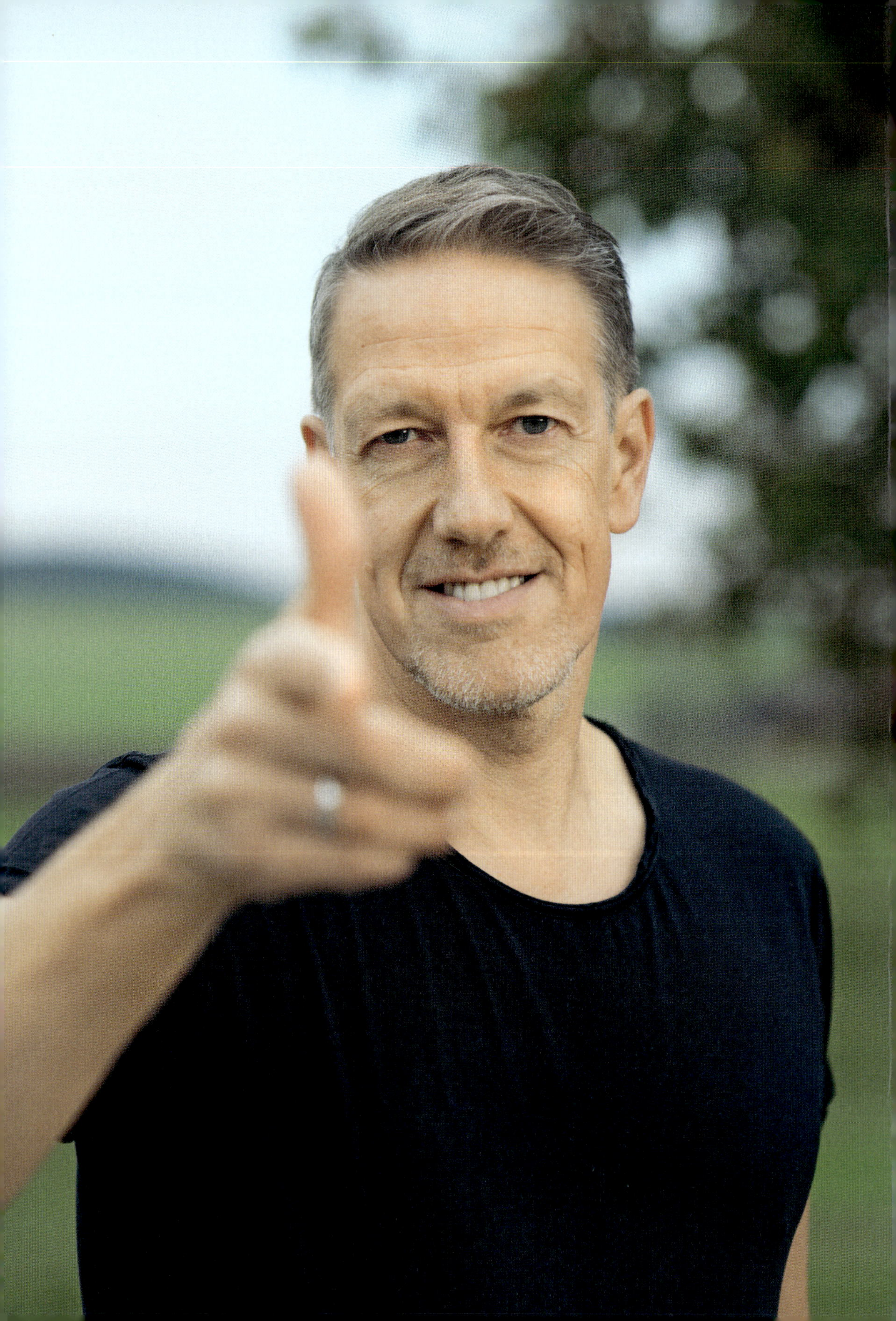

ZU BEGINN EIN PAAR WORTE ZUM VERSTÄNDNIS

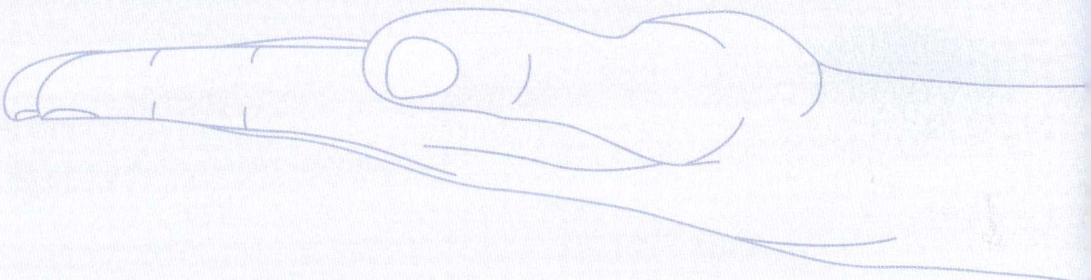

EINLEITUNG

Es sind zweimal 27 Knochen, dazu jeweils rund 30 Muskeln und außerdem unzählige Bänder, die mich bereits mein halbes Leben lang an die Hände fesseln. Hände anderer Menschen sind die ständigen Begleiter meines Berufsalltags. Sie lassen mich einfach nicht mehr los.

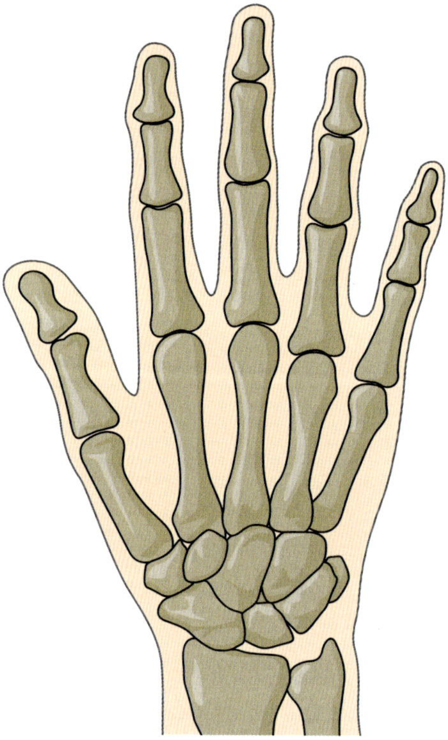

Handanatomie

Ich bin seit rund 30 Jahren Arzt, mein Fachgebiet und meine besondere Leidenschaft ist die Handchirurgie. Und wenn ich alle diese Jahre auf eine Erkenntnis reduzieren sollte, die auf alle meine Patienten zutrifft, dann ist es diese: Jedem Menschen sind seine Hände unglaublich wichtig. Vor mir sitzen immer wieder Patienten, die zu mir sagen: »Mein Bein können Sie haben, aber retten Sie bitte meine Hand …« Ich kann diese Menschen verstehen.

Natürlich ist diese Bitte relativ zu sehen. Jeder Mensch lebt besser mit seinen Beinen. Aber es ginge auch ohne. Fehlen die Hände oder ist ihre Funktion eingeschränkt, wird das Leben schon schwieriger. Wohl deshalb bin ich seit geraumer Zeit in Hände verliebt. Ich verliebe mich auch in Frauen, und selbstverständlich liebe ich meine Kinder. Aber die längste Beziehung meines bisherigen Lebens habe ich zu den Händen, sowohl zu meinen eigenen als auch zu denen anderer Leute. Das mag für den einen oder anderen komisch klingen, für mich und alle, die mich kennen, ist das ganz normal.

Wie Hände funktionieren, hat mich schon immer fasziniert. Immer schon, immer noch und immer wieder. Es ist beispiellos, wie die Natur diese vielen einzelnen anatomischen Bausteine in Harmonie und Präzision zusammenführt. Dabei drückt die Hand so unendlich viel über den Menschen aus. Wir können mit den Händen sprechen, ohne auch nur ein Wort zu sagen. Wir können mit den Händen sehen, auch dann, wenn wir nicht blind sind und unsere Hände deshalb besonders geschult sind. Wir können mit unseren Händen Emotionen ausdrücken und tun das meistens auch, ohne es zu wissen. Unsere Hände sind viel mehr als nur zehn Finger. Für all ihre Fähigkeiten muss die Hand gesund sein.

Hände sagen auch ziemlich viel über einen Menschen aus. Es gibt Untersuchungen, die belegen, dass man anhand der Finger Rückschlüsse auf den Charakter ziehen kann. Wie gepflegt die Hände sind und in welchem Zustand, welche Proportionen sie haben, lässt ebenfalls deutliche Schlussfolgerungen auf den Menschen, zu dem sie gehören, zu. Denn wer seine Hände vernachlässigt, wird sicherlich auch sonst nicht sonderlich auf seinen Körper achten.

Das Schlimmste, das wir unseren Händen antun können, ist, sie nicht zu mögen. Dass wir die Balance zwischen natürlicher Unreinheit und unnatürlicher Hygiene nicht finden. Denn wir können die Hautflora so sehr stören, dass wir über unsere Hände krank werden.

Fast genauso schlimm ist es für mich, wenn ich sehe, wie sehr wir das Einsatzgebiet unserer Hände vernachlässigen. Wir benutzen im Alltag nur noch rund 30 Prozent des Bewegungsumfangs unserer Hände. Viele ihrer Fähigkeiten sind heute Luxus. Wir haben das Tasten und das Spüren verlernt. Und wir verlieren immer mehr an Handkraft, weil wir den Händen immer weniger abverlangen. Tragen, schieben, greifen, halten – das alles gibt es ja in unserem Alltag kaum noch. Das Leben ist für unsere Hände zu leicht geworden.

Wir erledigen alles mit dem Handy, es soll unser Leben erleichtern, doch selbst das Smartphone wird uns mittlerweile immer öfter zu schwer. Früher saßen wir stundenlang mit dem Telefonhörer in der Hand oder meinetwegen auch zwischen Schulter und Ohr eingeklemmt auf dem Sofa. Ich gebe zu, Letzteres hat keinem Orthopäden gefallen, aber egal. Einen Telefonhörer über eine halbe oder ganze Stunde oder sogar über mehrere Stunden in der Hand zu halten, war eine gewisse Art von Training. Doch schon das ist heute vielen zu schwer, obwohl die Smartphones immer leichter werden. Was tun wir also? Wir nehmen das Handy nicht mehr in die Hand, sondern telefonieren lieber mit unseren Bluetooth-Kopfhörern oder stellen die Gespräche auf Lautsprecher. Und unsere Hände? Werden immer schwächer.

Nehmen wir
ein anderes Beispiel.

Viele Patienten kommen zu mir und sagen, dass sie ihre Jalousien nicht mehr hoch- und runterziehen können. Oder ihre Fenster und Wasserhähne nicht mehr öffnen oder schließen. Warum nicht? Ganz einfach: Weil sie es verlernt haben. Die Handkraft vieler Menschen lässt bedenklich nach. Dabei sind unsere Hände und besonders ihre Kraft so wichtig. Die Möglichkeiten unserer Hände, im Speziellen die Fähigkeit, unseren Daumen um die anderen Finger herumzuführen – wir nennen das *opponieren* –, unterscheidet uns letztlich vom Affen. Nicht nur in der Politik ist die Opposition alles – auch bei der Hand!

Und für Hände habe ich mich entschieden. Die Handchirurgie ist in meinen Augen auch deswegen so spannend, weil man sich als Arzt den im Laufe des Lebens erworbenen Erkrankungen seiner Patienten ebenso wie ihren plötzlichen Verletzungen widmen kann. Schon nach kurzer Zeit in meinem Beruf konnte ich Menschen mit teilweise oder ganz abgetrennten Gliedmaßen helfen. Leben zu retten ist ja schön und gut. Aber den Alltag meiner Patienten zu erleichtern, ist auf Dauer sichtbarer und befriedigender. In der Notaufnahme Finger wieder anzunähen, wurde eines meiner Hobbys. Und zwar nicht nur in der Silvesternacht. **Übrigens:** Wer sich mit Knallkörpern oder einer Kreissäge eines Fingers oder gleich mehrerer beraubt, dem ist nicht immer gut zu helfen. Bei dieser Art von Verletzungen – egal ob unverschuldet oder selbst zugefügt – sind die Traumata in den Blutgefäßen oft so stark, dass selbst der versierteste Chirurg keinen erfolgreichen Behandlungsverlauf und schon gar keinen Erfolg garantieren kann.

Gibt es also den optimalen Unfall?

Ja! Ich empfehle guillotinenartige Verletzungen. Dabei handelt es sich um einen glatten Schnitt mit wenig Gewebstraumatisierungen. Finger, die einem auf diese Weise abhandengekommen sind, lassen sich wunderbar wieder annähen. Patient glücklich, Chirurg glücklich, Hand glücklich. Wem hingegen ein Böller in der Hand losgegangen ist, hat häufig mehr Probleme. Diese Patienten sind häufig alkoholisiert und selten einsichtig. Aber noch einmal: Wir können sowieso nicht alle Patienten heilen. Die Medizin kann den Patienten sowieso nicht heilen. Heilen kann nur der Körper – sich selbst. Wir Ärzte können die Dinge auf den Weg bringen, mehr nicht.

Ich erinnere mich heute noch an meine allererste Patientin in der Handchirurgie. Sie war eine junge Frau, ich war ein junger Arzt, wir wollten beide mehr, als möglich war. Beim Überklettern eines Zaunes ist sie mit einem Ring daran hängen geblieben. Verletzungen dieser Art passieren leider sehr häufig – verheirateten wie unverheirateten Frauen gleichermaßen. Und die Größe des Ringes spielt auch keine Rolle. Bei einer sogenannten Ringverletzung wird der Finger häufig im Mittelgelenk amputiert, weil die Weichteile ausgerissen sind. Im Deutschen gibt es eigentlich keine richtige Bezeichnung für diese Verletzung. Die Engländer nennen es *Deglovement,* also handschuhartiger Abriss. Das finde ich bei aller Brutalität und Grausamkeit der Verletzung eine sehr sanfte Umschreibung der Lage.

Wenn eine junge Frau, sie war vielleicht 23 Jahre alt, ihren Ringfinger verliert und noch dazu unverheiratet ist, bricht verständlicherweise Panik aus. Doch bei aller Empathie muss ein Arzt in diesem Fall sagen: Das wird nichts. In diesem Fall waren die Verletzungen so stark, die Gefäße so beeinträchtigt, dass man sie nicht reparieren und den Finger nicht retten konnte. Ich habe es dennoch versucht. Und ich habe es bereut. Es hat nicht geklappt. Es waren dramatische Szenen. Der Finger musste schließlich doch amputiert werden.

Ich habe dieses Schicksal lange nicht vergessen können.

Und wahrscheinlich erinnere ich mich auch Zehntausende Patienten später noch an diese eine Frau, weil sie eben »meine Erste« war. Weil Notfall, Behandlung, Hoffnung und Niederlage so nah beieinanderlagen.

Von Anfang an hat mir der Sport geholfen, diese Erlebnisse zu verarbeiten und die dazugehörigen Bilder zu vergessen. Später waren es dann die Momente in der Familie, meine Kinder, die mir den notwendigen Rückhalt gegeben haben. Meine Kinder haben mich zusätzlich sensibilisiert für alles, was einem im Leben passieren kann. Ich erinnere mich immer noch an die Momente im Kreißsaal, als die Gynäkologen mich baten, die Hände meiner Söhne anzusehen, um festzustellen, ob alles in Ordnung ist.

Obwohl Hände für mich aus verständlichen Gründen omnipräsent sind, gebe ich Menschen auch außerhalb meiner Praxis immer noch mit großer Begeisterung die Hand. Den Arzt in mir kann ich dabei freilich nicht ausschalten. Wenn ich also einen kleinen Finger oder einen Ringfinger von meinem Gegenüber unangekündigt oder überraschend in meiner Handinnenseite spüre, weil er sich nicht richtig bewegt, dann gerate ich oft zumindest in meinen Gedanken in Versuchung, eine Kurzdiagnose zu stellen oder zu fragen, ob ich mir die Sache vielleicht mal ansehen solle. Ich beobachte ebenso mit großer Leidenschaft, wie und mit welchen Fingern Leute in ihr Smartphone tippen. Diese kleinen Episoden des Alltags regen meine diagnostischen Fähigkeiten immer wieder an. Ein anderes Beispiel: Ich merke bei Begrüßungen relativ schnell, ob Menschen an den Händen übermäßig schwitzen. Auch das ist ein Thema, das viele Patienten beschäftigt und worunter sie leiden. Meist können oder müssen diese Hände dann auch behandelt werden.

Frei von Diagnosen bin ich also nie. Da ist sicher immer auch ein bisschen Spaß dabei – ich erfasse mein Gegenüber einfach gern.

Umgekehrt muss ich auf meine eigenen Hände auch sehr aufpassen. Ich vermeide alles, was meinen Händen schaden könnte. Werkzeuge nehme ich nur mit größter Vorsicht in die Hand. Nicht, weil ich zwei linke Hände hätte. Aber ein Schlag daneben mit dem Hammer, eine falsche Bewegung mit dem Hobel, und die Folgen für meine Finger wären unkalkulierbar und ich im schlimmsten Fall handlungs- und berufsunfähig. Ich persönlich würde mit über 50 auch nicht mehr anfangen, auf ein Snowboard zu steigen. Die Brüche an den Händen, die man bei einem Sportunfall erleiden kann, wären in meinem Beruf weder Hals- noch Beinbruch, sondern im schlimmsten Fall Karriereabbruch. Und ich gebe zu, dass, wenn es denn mal vorkommt, ich aufpasse, die Tür nur so zuzuschlagen, dass meine Finger nicht dazwischengeraten.

So weit, wie mein berühmter Kollege Prof. Sauerbruch es mit den nach ihm benannten Handprothesen gebracht hat, habe ich es bislang noch nicht geschafft, denn es gibt keinen Lehnert-Schnitt und auch keine Lehnert-Hand. Es gibt nicht einmal einen Lehnert-Finger.

Und, ganz ehrlich, ich wollte mir für meinen Platz in der Medizingeschichte auch keine Hand abhacken. Jedoch, und darauf bin ich etwas stolz, kann ich für mich in Anspruch nehmen, eine minimalinvasive Operationstechnik für die sogenannte Dupuytren'sche Erkrankung der Hand vorangetrieben zu haben. Guillaume Dupuytren (1777–1835) war ein französischer Kollege, der 1831 seinen Studenten erstmals von dieser Erkrankung des Handbindegewebes berichtete – und die Krankheit der Einfachheit halber direkt nach sich selbst benannte. Der Volksmund nennt diese

Erkrankung auch Aktentaschen- oder Kutscherkrankheit. Sie trifft jedoch alle Berufsgruppen und gar nicht mal so wenige Menschen.

Unter dieser Erkrankung versteht man eine Wucherung des Fasziengewebes unter der Haut der Handinnenfläche und der Finger, die eine starke Bewegungseinschränkung mit sich bringt – mit der Folge, dass man die Finger nicht mehr strecken kann. Früher musste man während einer Operation die Hand komplett aufschneiden, was einen sehr langen Heilungsverlauf und starke Schmerzen nach sich zog. Schon in den 1940er-Jahren wurde erstmals eine Operation mit einer Nadelstichtechnik ausprobiert. Die Methode hat sich damals aus verschiedenen Gründen nicht durchgesetzt.

Vor etwas mehr als zehn Jahren habe ich daran angeknüpft – und konnte damit seither sehr gute Ergebnisse erzielen. Ich musste allerdings viele Operationen an der offenen Hand vornehmen, um sie jetzt an der geschlossenen Hand zu beherrschen. Denn diese Technik in der Hand eines unerfahrenen Chirurgen ist sehr gefährlich. Ein Schnitt, der auch nur einen Millimeter danebengeht, kann einen Nerv verletzen und im schlimmsten Fall größere Operationen nach sich ziehen.

Wenn ich es überschlage, habe ich seither ungefähr 160 000 Menschen behandelt. Das wären, hätte ich die Patienten immer beidseits behandelt, 320 000 Hände und 1 600 000 Finger. Und ich bin dessen immer noch nicht müde. Ich habe noch immer Freude an meinem Beruf und bin neugierig auf mehr. Mich herauszufordern, ist nicht schwer, denn jeder Fall ist anders und jeder Fall ist neu.

Warum ich jetzt auch noch ein Buch schreibe, fragen Sie sich also?

Und ob es nicht viel besser wäre, wenn ich meine Zeit nicht am Computer verbringen, sondern stattdessen lieber mehr Patienten behandeln würde? Nein, das wäre nicht besser. Obwohl – und das möchte ich an dieser Stelle ganz klar sagen – ein Buch niemals einen Arztbesuch ersetzen kann. Trotzdem kann ein Buch im Idealfall helfen. Zwar ist, wie gesagt, jeder Patient, jede Hand und somit jeder neue Fall anders. Aber vieles, was ich im Alltag erlebe, ist auch immer gleich oder ähnelt sich. Und ganz besonders oft sind das die Fragen der Patienten. »Kann ich selbst noch etwas tun?« und »Was soll ich lesen?« sind nur zwei Beispiele.

Die Patienten kommen meist mit Ängsten und Sorgen zu mir. Ich nehme sie ihnen im Gespräch gerne ab, wenn ich es kann, aber ich möchte Ihnen die meisten dieser Ängste eigentlich schon im Vorfeld nehmen. Denn leider ist es im Praxisalltag oft so, dass für den einzelnen Patienten – aus welchen Gründen auch immer – wenig Zeit bleibt. Umgekehrt erwartet der Patient aber immer mehr von mir als Arzt. Idealerweise müsste die Beziehung zwischen Arzt und Patient über die konkrete Behandlung und den Zeitpunkt der Genesung hinausgehen und dort enden, wo wir heute von Coaching sprechen. Jeder Patient kann jeden Tag etwas für seine Hände tun. Auch wenn es auf den ersten Blick nicht so aussieht: Am wichtigsten für unsere Hände sind die Muskeln, die bis in den Unterarm reichen. Und die können und müssen trainiert werden, damit unsere Hände gesund bleiben. Insgesamt werden unsere Hände von über 15 Muskeln gesteuert. Schon eine winzige muskuläre Schwäche kann das gesamte Gleichgewicht unserer Hände außer Kraft setzen. Denn die Hand ist nur dann eine funktionierende Einheit, wenn alle Muskeln funktionieren.

Ich möchte mit diesem Buch auf keinen Fall den Besuch beim Arzt ersetzen, sondern ich möchte Ihnen ein Basiswissen vermitteln. Ich möchte aufklären, ich möchte zur Prävention anregen, ich möchte Ängste nehmen. Ich möchte meinen Patienten einen Teil meines Wissens an die Hand geben. Und auch physisch in die Hand geben. Ich hatte die Vision von einem Handbuch für Hände. Denn, was wir alle viel zu oft vergessen.

Unsere Hände sind die Werkzeuge unseres Lebens, wir brauchen sie bis zu unserem letzten Atemzug.

DIE FIBONACCI-FORMEL – MATHEMATIK IM GELENK

Es wird Sie nicht verwundern, das Folgende ausgerechnet »aus meiner Feder« zu lesen: Unsere Hand ist ein Wunder. Ein technisches, ein funktionelles und ein ästhetisches. Und ich finde, man muss sie nicht erst mit dem Skalpell öffnen, um zu dieser Erkenntnis zu gelangen. Und am allerschönsten ist: Um dieses Wunder zu verstehen, muss man nicht einmal zwingend über medizinisches Grundwissen verfügen. Es reichen schon ein paar Grundkenntnisse in der Mathematik.

Vielleicht erinnern Sie sich an Leonardo Fibonacci?

Nein? Dann darf ich Ihnen ein wenig auf die Sprünge helfen. Leonardo Fibonacci, oft auch Leonardo von Pisa genannt, war einer der bedeutendsten Mathematiker und Rechenkünstler seiner Zeit. Er lebte von 1170 bis irgendwann nach 1240, sein genaues Todesdatum lässt sich auch mit den besten mathematischen Formeln nicht exakt errechnen. Fibonacci reiste viele Jahre um die Welt und machte sich insbesondere mit der arabischen Mathematik vertraut.

Dass wir heute von ihm wissen, liegt auch an seinem damals verfassten Rechenbuch *Liber abaci* (1202/1228), aus dem wir noch heute die sogenannte Fibonacci-Formel und den daraus abgeleiteten Goldenen Schnitt kennen. Ich will Sie nicht überanstrengen, deshalb fasse ich mich kurz: In seiner berühmten Formel beschreibt Fibonacci im Grunde nichts anderes als die Struktur und Form der Nautilusschnecke. Nicht mehr und nicht weniger. Sie haben so eine Schnecke ganz sicher schon einmal gesehen. Ihre Schönheit ist so einzigartig, dass man sie eigentlich nie wieder vergessen kann, wenn man sie einmal vor Augen oder sogar in seinen Händen hatte. Falls Sie sich nicht erinnern können – gucken Sie einmal schnell bei Google nach, bevor Sie weiterlesen. Danach wissen Sie jedenfalls ganz sicher, welche Schnecke ich meine.

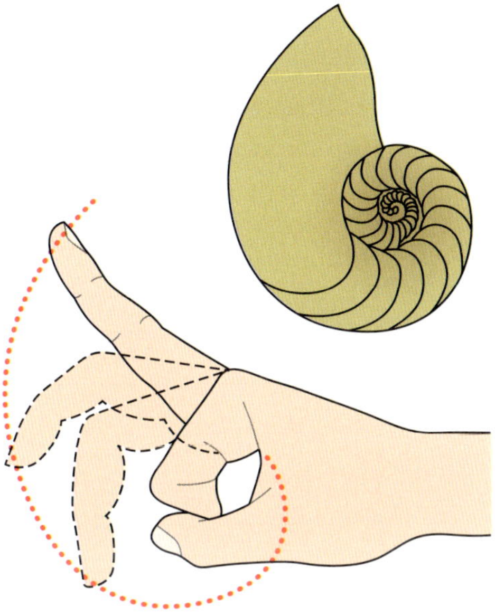

Nautiliusschnecke und Fibonacci Kurve

Die spannende Frage, die Sie jetzt vollkommen zu Recht stellen dürfen, ist, warum ich mich als Handchirurg für Schnecken interessiere, die nicht auf irgendeiner Speisekarte stehen. Die Antwort ist eigentlich ganz einfach: Die Struktur, besser gesagt, die Windung der Nautilusschnecke, entspricht exakt dem Bewegungsradius des Mittelgelenks aller unserer Finger. Diese besonders ausgefeilte, filigrane Art der Bewegung, die sich im Übrigen nicht nur im Schneckentempo ausführen lässt, schützt unsere Finger und dadurch auch unsere Hände vor Überlastungen. Und bei fast allen Erkrankungen der Hand, mit denen ich Sie später vertraut machen werde, entspricht der Bewegungsradius der Gelenke ab einem gewissen Zeitpunkt nicht mehr der Fibonacci-Formel. Nicht beim springenden Finger, nicht bei der Arthrose, nicht bei der Dupuytren-Kontraktur, nicht beim Bruch und erst recht nicht, wenn eine Sehne durchtrennt wird. Sie sehen also, dass die Schnecke, von der Sie sich eben noch gefragt haben, warum sie Ihnen in einem Buch zum Thema Hände über den Weg läuft, auch für Sie von Interesse sein könnte.

Aber was ist so besonders an dieser formelhaften Bewegung? Viele Menschen denken vermutlich immer noch, ihre Finger bewegten sich ganz ähnlich wie die Scharniere an unseren Türen. Also ruckartig, bei gleichbleibender Krafteinwirkung. Das tun sie aber nicht.

Der Bewegungsablauf ist viel mehr als das, und die Bewegung an sich ist sehr viel komplizierter. Wenn ich es genauer beschreiben und mich kurz fassen soll, dann kann man es so ausdrücken: Unsere Finger bewegen sich wie ein Bogengelenk. Je mehr das einzelne Gelenk in die Streckung gebracht wird, desto mehr muss die Sehne ziehen, weil der Hebel insgesamt dadurch immer länger wird.

In der Praxis bedeutet das: Stellen Sie sich vor, Sie wollen eine Dachlatte mit ausgestrecktem Arm der Länge nach anheben. Je höher Sie kommen, desto mehr Kraft müssen Sie aufwenden. Sie schaffen es, aber nicht ohne die Anstrengung zu bemerken. Im Grunde leisten unsere Finger diese Arbeit durch ihre Bewegungen ständig. Genau diesem ansteigenden Bogen entspricht auch die Fibonacci-Formel, wenn wir die Bewegung grafisch darstellen würden. Wir machen hier wirklich nur einen kurzen Ausflug in die Mathematik. Ich versuche, den Vorgang ganz einfach zu erklären.

Die Gleichung, die Fibonacci aufgestellt hat, ist – in einfachen Worten – eine unendliche Reihe aufeinander folgender Zahlen, die mit zweimal der Zahl 1 beginnt und jeweils die Summe der beiden vorangegangenen Zahlen anschließt. (In einigen Ausführungen beginnt die Reihe mit der Null, aber im Ergebnis ändert das nichts. Dies soll uns also nicht weiter interessieren.) Die Summe wird dann wieder mit der vorangegangenen Zahl addiert, sodass wir in der Theorie bis in die Unendlichkeit damit fortfahren könnten. Die Reihe läuft also folgendermaßen: 1-1-2-3-5-8-13-21 und so weiter. Jede Zahl ist die Summe der beiden vorhergehenden, sodass die Kurve zunächst langsam, dann aber immer stärker und höher ansteigt.

Wenn wir jetzt wieder auf die Bewegung unserer Finger blicken, dann sehen wir eine vergleichbare Dynamik und an diesem kleinen Beispiel, wie kompliziert die Gelenkmechanik ist. Die Bewegung unserer Finger ist eben kein Klack-klack wie bei einer Tür, sondern eine sich aufbauende, runde Bewegung, die unserer Hand zu ihrer Funktionalität verhilft und die Kraft anders verteilt als mit einem Ruck. Die Kraft wird stetig aufgebaut und lässt auch wieder nach. Und genau auf dieser Mechanik beruht übrigens auch die Schwierigkeit, für diese Gelenke Ersatzteile, also Kunstgelenke, zu entwickeln.

Das Wunder der Bewegung unserer Finger liegt in ihrer Unvergleichbarkeit. Unsere natürliche Bewegung ist trotz modernster medizinischer Technologie und Therapie fast immer noch nicht vergleichbar mit allen künstlichen Prothesen und damit unerreicht.

Das gilt im Übrigen nicht nur für Gelenkprothesen der Finger, sondern auch für künstliche Kniegelenke. Das einzige künstliche Gelenk, von dem ich behaupten würde, dass es relativ weit an die Natürlichkeit heranreicht, ist das Hüftgelenk.

Ich hoffe, Sie verzeihen mir diesen Ausflug in die Mathematik.

Wir müssen das Thema nicht weiter vertiefen. Sie können sich natürlich stundenlang damit beschäftigen, wenn Sie wollen, und weiterführende Literatur lesen. Für viele der Erkrankungen, auf die wir später zu sprechen kommen werden, ist jedoch lediglich wichtig, dass Sie sich an die Individualität des Bewegungsablaufs Ihrer Hände erinnern.

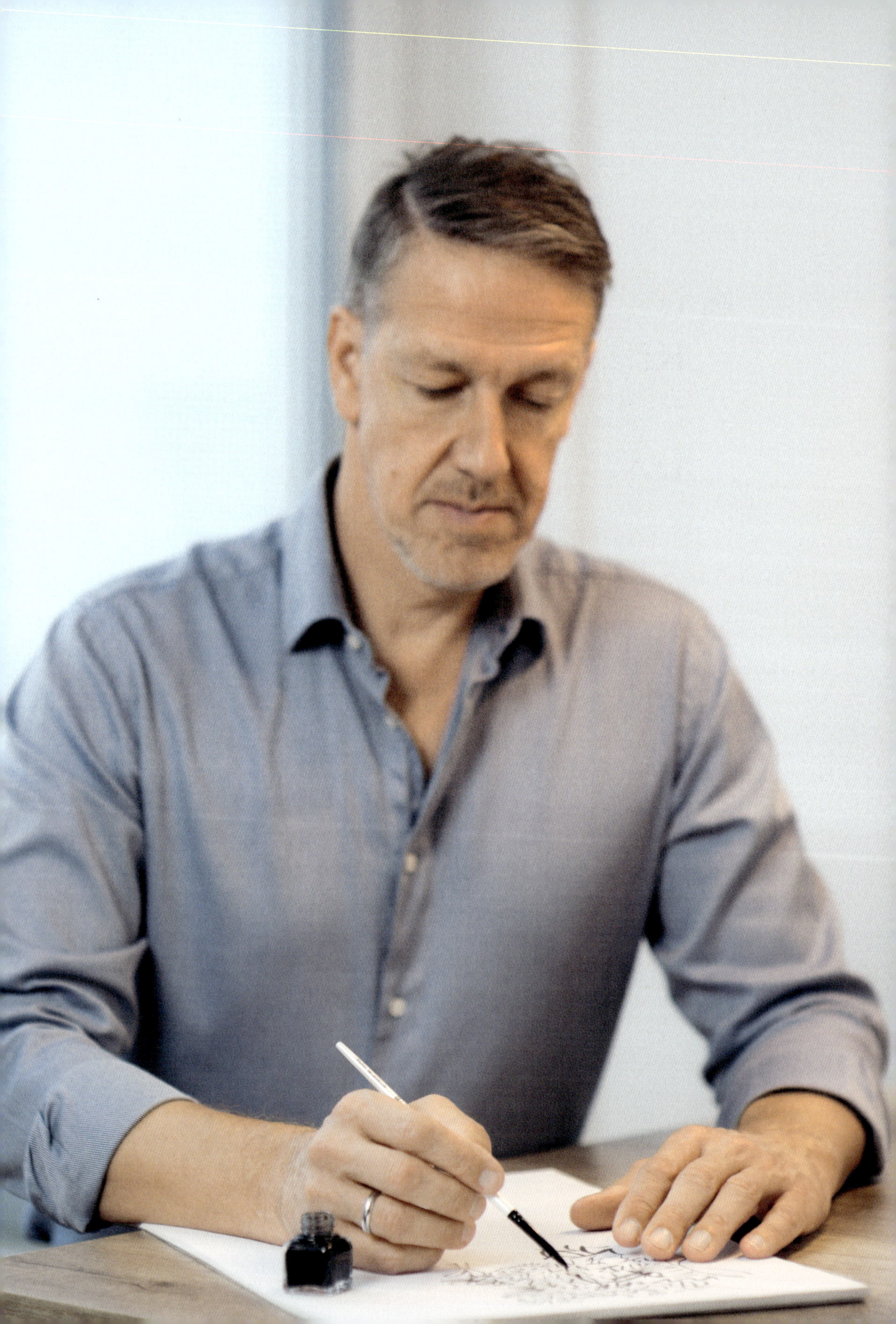

DIE SINNLICHE HAND – KNOCHEN, MUSKELN, SEHNEN, NERVEN UND HAUT

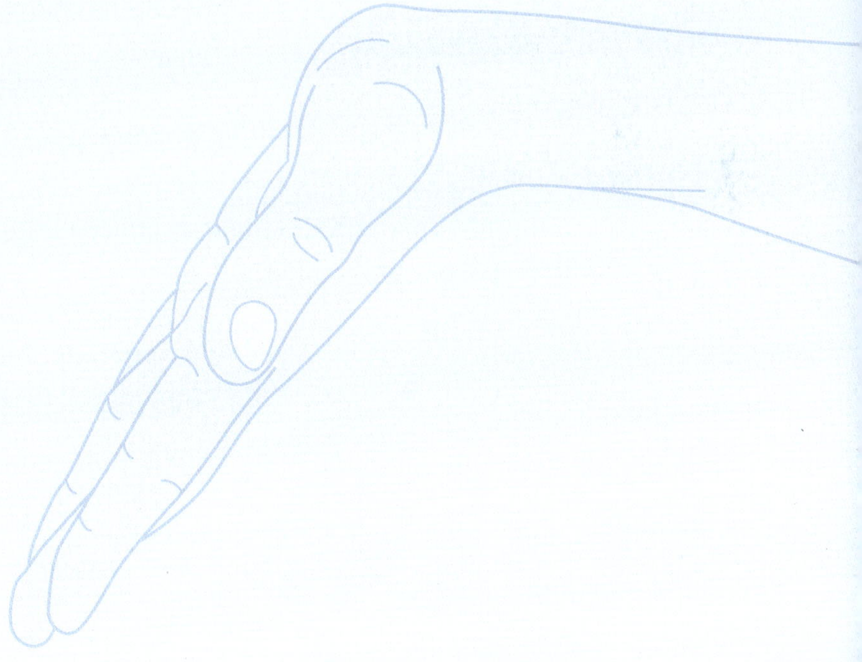

DER ALLESKÖNNER HAND

Wenn Sie gleich denken, dass sich das, was ich im Folgenden schreibe, wie aus der Feder eines verliebten Teenagers liest, dann muss ich Ihnen sagen: Ja, Sie haben recht. Aber ich auch! Unsere Hand ist besonders sinnlich. Das liegt schon allein daran, weil sie einerseits sehr sinnlich eingesetzt werden kann und ihre Fähigkeiten außerdem so vielfältig sind: Von der Fein- bis zur Grobmotorik kann die Hand alles tun. Sie kann fühlen, sie kann tasten, sie kann greifen und etwas zurückgeben.

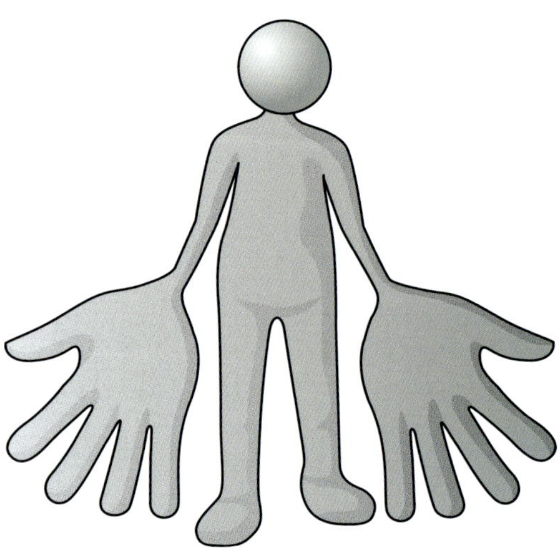

Präsenz der Hände im Körper

Die Hand ist, kurz gesagt, der intensivste »Ballungsraum« des Menschen. Auf der Landkarte des gesamten Körpers ist die Hand ein dicht besiedelter Stadtstaat wie Hongkong oder ein Fürstentum wie Monaco. In keiner anderen Region des Körpers findet sich auch nur annähernd diese Dichte an Nervenzellen. Zwar können andere Regionen vielleicht ähnlich viel wahrnehmen wie unsere Hände, sie sind in ihrer Wahrnehmung allerdings eher monoton oder eben sehr spezifisch strukturiert.

Ein Beispiel? Natürlich kann der Mensch durch seine Nasennerven nicht nur riechen, sondern auch schmecken oder andere Eindrücke gewinnen. Doch am Ende bleibt es eben nur der Riechnerv, der diese beschränkten Funktionen hat.

Die Hand hat also jeden Grund abzuwinken, wenn es um körperliche Konkurrenz geht. Abgesehen von den Funktionen, die uns allen sicher sofort einfallen, können wir mit unseren Händen sogar Gefühle ausdrücken. Das können zärtliche Emotionen sein, zornige, beinahe sprechende Emotionen bis hin zu Aggressionen. Es ist ein Klischee, ich weiß, aber der Blick nach Italien hilft: Unsere Nachbarn sprechen häufig mit ihren Händen, ohne auch nur ein Wort zu sagen. Und auch wir beherrschen die nonverbale Kommunikation mit unseren Händen. Denken Sie nur an den erhobenen Zeigefinger, ein Winken, das Daumendrücken auf dem Sportplatz oder auch den berühmten »Stinkefinger«.

Damit die Hand einwandfrei funktioniert, braucht sie ein Zusammenspiel verschiedener Strukturen. Diese Strukturen finden sich in der Anatomie der Hand. Die Anatomie ist die Wissenschaft von den Körperstrukturen, vom Bau des menschlichen Körpers, der bewegt werden muss. Ich spreche von den Knochen, den Muskeln, den Sehnen und den Nerven. Dieses Grundgerüst muss vor äußeren Einflüssen geschützt werden, was wiederum die Haut leistet. Diese fünf Elemente müssen perfekt miteinander korrespondieren und jeweils voll funktionsfähig sein. Die Knochen können nicht ohne die Muskeln, die Muskeln nicht ohne die Sehnen und so weiter, aber das komplette System wäre nichts ohne die Haut, die ihrerseits ohne ihren Inhalt nur ein schlaffer Sack wäre.

Aristoteles sagte: Die Hand ist das Werkzeug der Werkzeuge. Und auch wenn der Universalgelehrte im Jahr 322 vor Christus gestorben ist, so ist seine Beschreibung unserer Hand doch immer noch die treffendste, die mir einfällt. Und auch der Vergleich stimmt noch immer. Werkzeuge sind in aller Regel besonders ausgefeilt. Wenn die Hand also das Werkzeug aller Werkzeuge ist, vereint sie in sich alles, was wir uns unter Werkzeugen vorstellen können und was sonst nur ein Teil dieser Gruppe zu leisten vermag. Die Hand ist gleichzeitig ein feiner Schraubendreher, sie kann aber auch der große Schraubenschlüssel sein. Sie ist gleichzeitig Hammer und Kneifzange. Ohne sie sind wir nur sehr bedingt einsetzbar.

Die Hand ist ein Alleskönner. Generalist und Individualist, Tante-Emma-Laden und Discounter gleichermaßen. Und sie ist der Grund dafür, warum ich an meinem Beruf auch nach über einem Vierteljahrhundert immer noch Freude habe. Im Folgenden möchte ich Ihnen das Grundgerüst unserer Hände erklären.

KNOCHEN

Das Grundgerüst der Hand besteht aus 27 Knochen. Sie sind ihr Rohbau, ihr Fundament. Sie teilen sich auf in die Abschnitte Handwurzel-, Mittelhand-, Finger- und Daumenknochen. Der Klassiker, den jeder Medizinstudent lernen muss, um sich die Namen der einzelnen Handwurzelknochen zu merken und den Sie zumindest einmal gehört haben sollten, geht so:

Es fährt ein Kahn im Mondenschein,
dreieckig um das Erbsenbein,
Vieleck groß und Vieleck klein,
der Kopf, der muss
beim Haken sein.

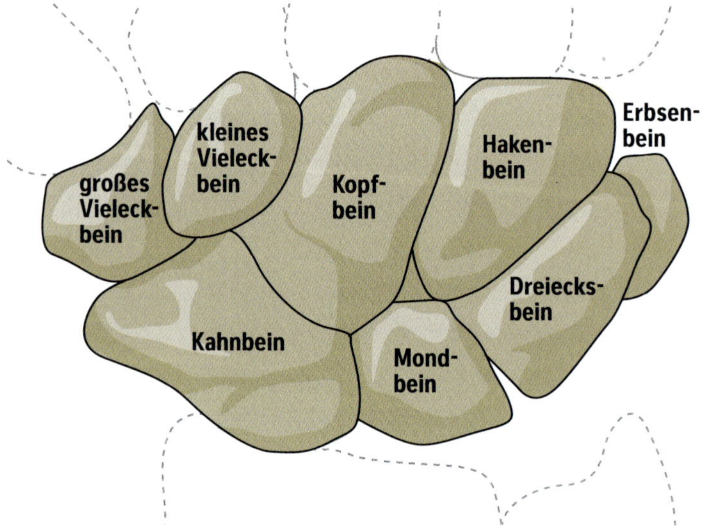

Handwurzelknochen

Ein Blick auf die Illustration wird Ihnen verdeutlichen, warum mich dieses Gedicht seit meiner Ausbildung begleitet. Wir beschreiben damit die Handwurzelknochen in der Reihenfolge ihres Auftretens: Kahnbein, Mondbein, Dreiecksbein, Erbsenbein, großes Vieleckbein, kleines Vieleckbein, Kopfbein und Hakenbein. Und Sie ahnen es sicher schon: Das Erbsenbein heißt Erbsenbein, nicht weil es in der Suppe so gut schmeckt, sondern weil es klein und rund ist. Es hat eine Sonderstellung. Während alle anderen Knochen im Verbund zueinander stehen, sitzt das Erbsenbein auf dem Dreiecksbein und ist in einer Sehne integriert. Diese Art der Knochen nennen wir übrigens Sesambeine, was nichts mit Brötchen oder Sushi zu tun hat. Nur, damit Sie es mal gehört haben, falls Sie jemals bei *Wer wird Millionär?* auf dem Stuhl landen sollten: Das größte Sesambein des Körpers ist die Kniescheibe.

Wir benötigten das Erbsenbein früher einmal als Abstützorgan. Es waren Zeiten, in denen wir noch auf allen vieren gelaufen sind. Es diente zum Schutz seiner Umgebung, weil ein Nerv in unmittelbarer Nähe verläuft. Aber dass wir rein körperlich der Erde näher waren als dem Himmel, ist bekanntlich längst Geschichte, denn wir bewegen uns schon lange im aufrechten Gang fort, sodass wir heute, wenn wir die Knochen der Hand betrachten, am ehesten auf das Erbsenbein verzichten könnten. Es passiert übrigens recht oft, dass es im Rahmen einer Arthrosebehandlung entfernt werden muss. Wir können es, wie gesagt, verschmerzen. Auf die 26 anderen Handknochen können wir allerdings nicht so einfach verzichten.

Alle diese Knochen unserer Hand sind unterschiedlichen Belastungen ausgesetzt. Biomechanisch betrachtet muss das Kopfbein den größten Kräften standhalten. Das ist im Grunde ein Witz der Anatomie, denn Sie könnten es ohne Röntgenaufnahme gar nicht sehen.

Das Kopfbein liegt genau in der Mitte der Hand. Es kann keine isolierte Bewegung vollziehen, nur im Verbund mit anderen Strukturen. Und dafür, dass wir oft nicht einmal bemerken, dass wir es überhaupt bewegen, bewegt sich das Kopfbein ziemlich oft und hat auch deshalb häufig damit zu kämpfen, wenn eine Instabilität der angrenzenden Knochen vorliegt.

Wenn wir einmal vom Kopfbein absehen, ist die erste Knochenreihe, also das Mondbein, das Kahnbein und das Dreiecksbein, am stärksten im Einsatz – als korrespondierende Achse zur Speiche, dem einen der beiden Unterarmknochen. Sie werden mir verzeihen, dass wir jetzt noch einen kurzen Ausflug zu meinem Lieblingsknochen an der Hand machen, dem Kahnbein. Das Kahnbein ist nämlich ein Knochen, der häufig bricht. Es hat eine hohe biomechanische Bedeutung innerhalb des Handskeletts, denn wenn ein Kahnbeinbruch nicht verheilt, resultiert daraus immer eine Arthrose schwersten Grades. Und trotzdem lässt sich ein Bruch minimalinvasiv unglaublich gut verschrauben und behandeln. Ich mag das Kahnbein tatsächlich aus diesen Gründen am allerliebsten: Wir haben viel miteinander zu tun und es ist immer eine Herausforderung. Das ist mir lieber, als mich zu langweilen, wie ich es zum Beispiel oft mit dem kleinen Vieleckbein erlebe. Das ist aus meinen Augen so etwas wie der Blinddarm der Handchirurgie.

> Grundsätzlich sind Knochenbrüche in aller Regel gut behandelbar, aber es gibt auch Grenzen.

Ich habe es bislang zwar noch nicht erlebt, dass sich ein Patient alle Knochen an einer Hand gebrochen hat. Tatsächlich hatte ich aber mal einen Patienten, dem ein Auto über die Hand gefahren ist, und das kam dem hypothetischen Szenario schon sehr nahe: Von 27 Knochen waren 18 kaputt. In so einer Situation muss sich auch der beste Chirurg eingestehen, dass er nicht die volle Funktion der Hand wiederherstellen kann. Aber – und daran sehen wir, dass die Hand ein komplexes System ist: dass diese Hand nach dem Unfall nicht wieder so war wie davor, lag vor allem auch daran, dass Sehnen, Nerven und die Haut ebenfalls zerstört wurden und wesentlich schwieriger zu behandeln sind als Knochen. Knochen sind hart im Nehmen und dankbare Patienten. Sogar über die Ernährung lassen sie sich stärken: viel Kalzium und wenig Kaffee sind zwei ganz einfache Zutaten, um Knochen gesund zu erhalten. Was der Kaffee mit dem Knochen anstellt, werden Sie sich jetzt vielleicht fragen. Durch eine zunehmende Übersäuerung des Körpers, die durch übermäßigen Kaffeekonsum begünstigt wird, kann das für unsere Knochen wichtige Kalzium nicht ausreichend gespeichert werden, sodass sie leiden und schneller brechen.

Die größten Gegner der Knochen sind neben den klassischen Erkrankungen wie Osteoporose und Arthrose übrigens Fehlstellungen. Und zwar ist es unerheblich, ob sie angeboren oder erworben sind. Wir sprechen ganz allgemein von einer Fehlstellung, wenn die Knochen nicht optimal zueinander stehen und somit nicht harmonieren können. Es entsteht dabei fast immer eine Schädigung des Knochens, weil er falsch belastet wird. Nicht weniger folgenreich ist eine schlechte Führung des Knochens, die durch zu wenig Muskelkraft entsteht. Egal, an welcher Stelle des Körpers: Gut geschützte Gelenke sind immer auch muskulär gut geführte Gelenke.

Ich werde oft gefragt, was man machen kann, um die Knochen der Hand zu stärken. Im Grunde genommen ist die Antwort ganz einfach: Knochen sind durch Bänder und Kapselgewebe verbunden. Und das wird seinerseits besonders gestärkt durch Sehnen und Muskeln. Und zu denen kommen wir jetzt.

MUSKELN

Viele Menschen wissen nicht, dass es auch in der Hand unabhängige Muskeln gibt. Aber es gibt sie wirklich – und es sind nicht gerade wenige. Ich spreche von rund 30 kleinen, zumeist auf den ersten Blick unsichtbaren Muskeln, die insbesondere zwischen den Mittelhandknochen liegen.

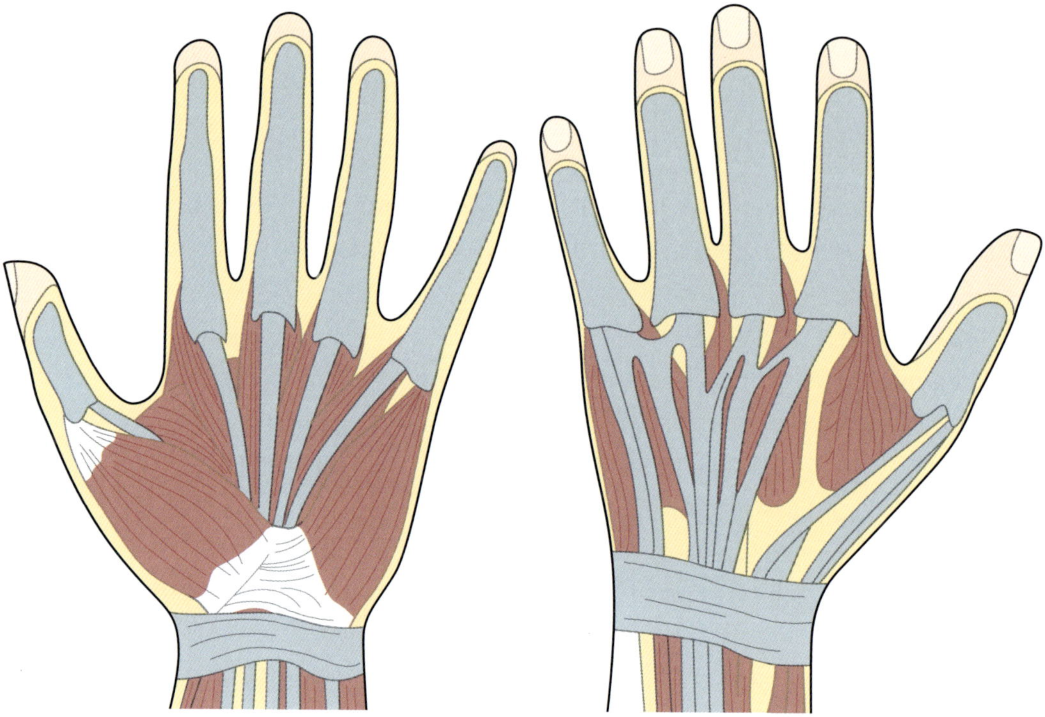

Muskeln der Hand auf der Beuge- und auf der Streckseite

Die kleinsten Muskeln in der Hand sind die *Musculi lumbricales*. Im Medizinerjargon spricht man vom Lumbricales. Sie liegen zwischen den Mittelhandknochen und sind dafür verantwortlich, die Grundgelenke der Finger zu bewegen. Der größte Muskel liegt zwischen dem Daumen und dem Zeigefinger. Auf Deutsch nennen wir ihn den daumenheranziehenden Muskel. Für alle, denen das nicht reicht: Ich spreche vom *Adductor pollicis*. Letzterer macht am häufigsten die unterschiedlichsten Probleme im Alltag, weil er wirklich oft und besonders vielfältig eingesetzt wird.

Warum eine gut trainierte und damit voll funktionsfähige Muskulatur unserer Hände unabdingbar ist, lässt sich in einem einzigen Satz ausdrücken: Eine gute und ausreichend kräftige Muskulatur nimmt durch ihre Kraft dem knöchernen Teil des Gelenks Arbeit ab. Und weniger Arbeit kann ja nie wirklich schlecht sein. Und weil das so ist, sind die Muskeln auch der Teil unserer Hände, den wir sinnvoll und wirkungsstark beeinflussen können. Gegen eine schwache Knochensubstanz und eventuelle Fehlstellungen kann der Mensch nichts direkt ausrichten. Aber die Muskeln lassen sich aktiv kräftigen – durch Training, Physiotherapie, handtherapeutische Übungen und vieles mehr.

Die Muskulatur der Hände macht durch ihren nahezu pausenlosen Einsatz immer wieder Schwierigkeiten. Zu den häufigsten Erkrankungen zählen Verkrampfungen der Muskeln, wodurch – wenn sie dauerhaft auftreten – ihre Spannung unnatürlich hoch ist. Dadurch verhärten sich die Muskeln und wirken in der Folge falsch auf die Gelenke. Durch diese unnatürlichen Zugkräfte werden die Gelenke falsch belastet und geschädigt. Dass dadurch Schmerzen entstehen, ist wohl nicht verwunderlich.

In aller Regel lassen sich diese Spannungen schon während des ersten Termins bei Ihrem Arzt ertasten. Meistens spüren die Patienten auch selbst, dass die Muskulatur zu fest ist. Ich habe, ganz im Gegensatz zu den Knochen, keine Lieblingsmuskeln in der Hand. Für mich sind sie alle gleich.

Aber Muskeln sind komplizierte Patienten.

Sie sind, wenn sie erst mal aus der Balance geraten oder krank geworden sind, schlecht von außen beeinflussbar. Es gibt nicht das eine Mittel, das allen hilft. Muskeln reagieren sehr individuell. Und was die Situation schwieriger macht: Muskeln sind oftmals auch nicht ganz unbeeinflusst von der Psyche der Patienten. Stress, Anspannung und andere seelische Belastungen haben unmittelbare Auswirkungen auf unsere Muskeln. Ich schätze, dass zehn Prozent meiner Patienten Probleme mit ihren Muskeln haben beziehungsweise dass die Ursache ihrer Erkrankungen in den Muskeln zu finden ist. Das ist ein nicht unerheblicher Faktor.

SEHNEN

Wenn Sie sich jetzt fragen, was ganz genau der Unterschied zwischen Muskeln und Sehnen ist, dann merken Sie sich bitte die folgenden zwei Sätze: Jeder Muskel endet in einer Sehne. Dabei ist die Sehne das Seil, welches das Gelenk bewegt, wenn der Muskel sich anspannt.

Die Hand hat keine eigenen Sehnen im klassischen Sinn. Alle Sehnen, die beispielsweise die Finger bewegen, kommen ursprünglich vom Unterarm. Die wenigen Sehnen, die ausschließlich in der Hand verlaufen, sind so klein, dass wir sie an dieser Stelle vernachlässigen können.

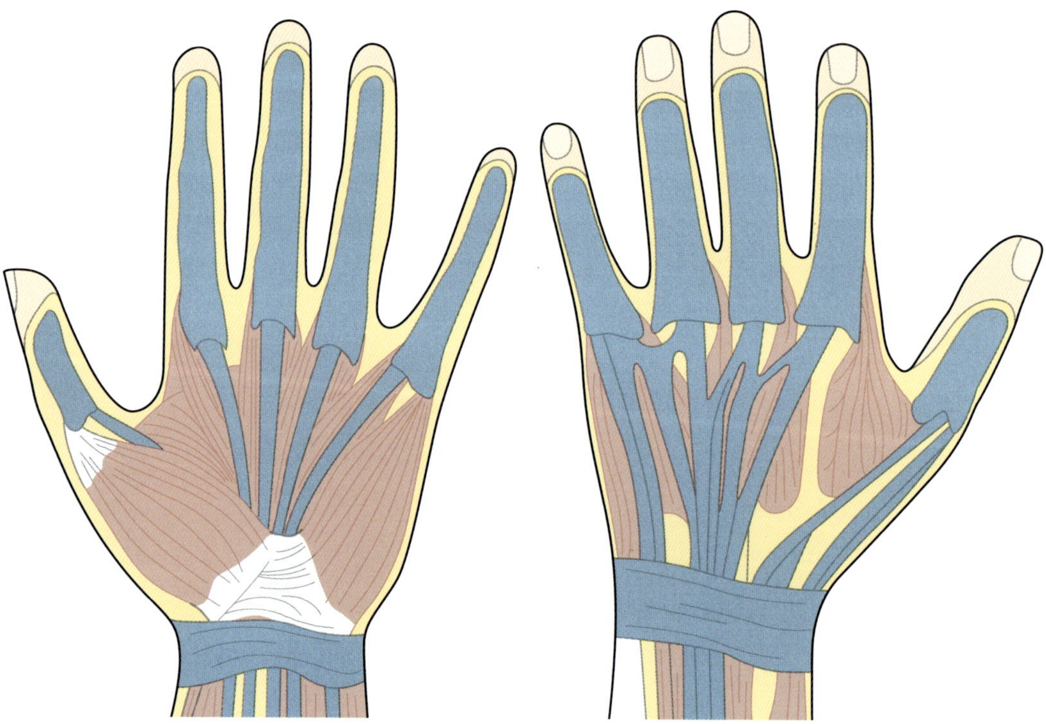

Die Beugesehnen und Strecksehnen der Hand

Jeder Finger hat zwei Beugesehnen, eine oberflächliche und eine tiefe. Die oberflächlichen bewegen die Mittelgelenke, die tiefen die Endgelenke. Dazu kommen eine lange und eine kurze Beugesehne des Daumens. Am Daumen, am Zeigefinger und am kleinen Finger finden sich jeweils zwei Strecksehnen, am Ring- und am Mittelfinger jeweils nur eine Strecksehne. Der Daumen hat dann noch je eine Abduktor- und eine Adduktorsehne für die Spreizfunktionen.

Uns begegnen an jeder Hand also rund 20 Sehnen, die sehr sensibel und sehr verletzungsanfällig sind. Im Vergleich zu Knochen, Muskeln, Nerven und Haut sind die Sehnen, was ihre Funktion betrifft, die verletzungsanfälligsten Elemente der Hand. Und zwar nicht nur aufgrund ihrer bloßen Anzahl, sondern auch wegen ihrer Tätigkeit. Wegen ihrer filigranen Beschaffenheit und biomechanischen Wirkung sind alle Sehnen extrem davon abhängig, dass alle anderen Partner besonders harmonisch miteinander spielen. Um das zu verdeutlichen: Sie brechen sich beispielsweise den Finger im Mittelgelenk. Das kann passieren und tut kurz weh. Der Bruch heilt trotzdem wunderbar und gerade wieder zusammen. Alles ist gut, aber der Finger ist durch den Bruch drei oder vier Millimeter kürzer geworden. Und genau das ist der Punkt, an dem die Sehne ihrem Ruf gerecht wird. Denn für die Sehne bedeutet das, dass genau diese drei oder vier Millimeter an ihrer Grundspannung fehlen. Wie reagiert sie also? Sie verhält sich wie ein ausgeleiertes Gummiband. Eine solche Sehne, die auf eine gewisse Grundspannung angewiesen ist, wird also durch eine minimale Veränderung ihrer Spielpartner nie wieder ihre volle Kraft erreichen, wie sie vor dem Bruch bestand.

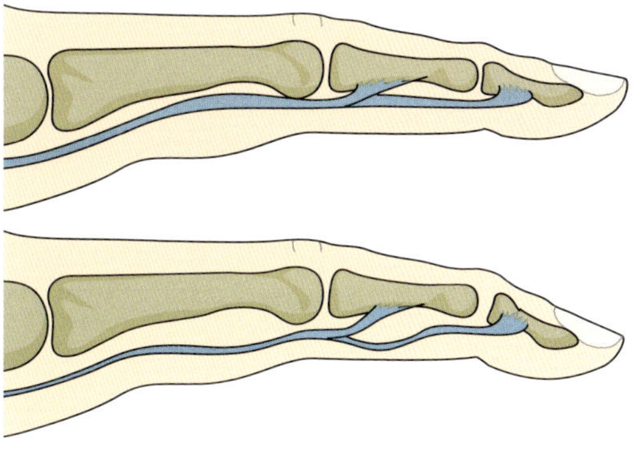

Fehlende Spannung der Sehnen führt zum Funktionsverlust

Die Sehne ist die Diva unseres Körpers. Sehnen reagieren außerdem empfindlich auf wiederkehrende Verletzungen. Man pflegt sie am besten, indem man ausreichend Flüssigkeit zu sich nimmt und sie immer in Bewegung hält.

Verzeihen Sie mir den Kalauer, aber Sehnen sehnen sich nach Bewegung. Das ist in der Praxis leider oftmals nicht so einfach, weil es zum Teil Operationen gibt, die eine Ruhigstellung erfordern, die für unsere Sehnen immer purem Gift gleichkommt. Im medizinischen Alltag sind die Probleme der Sehnen oft nicht von den Problemen der Muskeln zu trennen. Wenn der Muskel beispielsweise unter einer erhöhten oder falschen Spannung steht, dann leidet eben auch die Sehne in ihrer Funktionsweise, weil sie möglicherweise unter einer erhöhten Reibung agieren muss, was dann im Handumdrehen zu Entzündungen führen kann. Sie sehen – auch in der Hand läuft alles Hand in Hand.

NERVEN

Ich muss gleich noch einen Kalauer aus der medizinischen Mottenkiste hinterherschieben. Dass unsere Sehnen sich nach Bewegung sehnen, habe ich ja eben angesprochen. Aber unsere nächsten Vertreter bemerken wir erst, wenn sie Probleme machen. Und dann heißt es: Nerven können ziemlich nerven!

Für die Hand sind drei Nervenstränge im Einsatz, damit sie so funktioniert, wie wir es uns wünschen: der Speichennerv, der Ellennerv und der Mittelnerv. Und dieses Trio kann nervig hoch drei werden.

Ganz grob kann man sagen, dass der Speichennerv für alle Funktionen der Streckung verantwortlich ist, die über die Außenseite erfolgt. Der Ellen- und der Mittelnerv übernehmen die Funktionen in der Handinnenseite, also von Beugebewegungen.

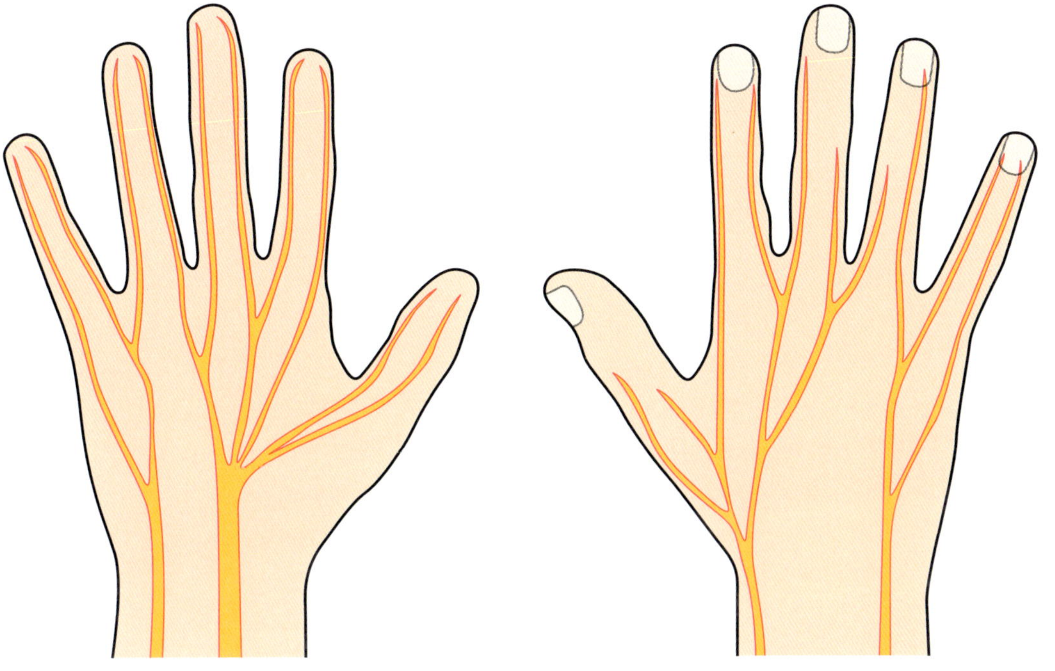

Die Nerven der Handinnenfläche und des Handrückens

Drei große Nerven, das klingt erst mal wenig. Sie sind aber verantwortlich für ein unglaublich verzweigtes und deswegen besonders sensibles System. Diese drei Nerven verästeln sich wie ein Baum, der seine Äste immer weiter in den Himmel verzweigt.

Stellen Sie sich das so vor: Jeder dieser drei großen Nerven ist, wenn wir bei dem Beispiel bleiben, ein isolierter Baumstamm. Und jeder dieser drei Baumstämme entwickelt aus sich selbst heraus eigene Einzelnerven, die unterschiedliche Aufgabe haben.

Bezogen auf die Handinnenfläche sehen wir an jedem Finger und dem Daumen jeweils zwei Einzelnerven, die beispielsweise für das Gefühl an den Fingerkuppen verantwortlich sind. Viele von Ihnen kennen dieses Kribbeln in den Fingern, wenn man zu lange auf der Hand gelegen hat. Man sagt dann schnell: Mir ist die Hand eingeschlafen. Doch mit Schlaf hat es wenig gemein. Dieses Gefühl geht zurück auf eine Druckschädigung der Handnerven.

Die Nerven übernehmen nicht nur die Funktion des Fühlens, sie sind auch zuständig für die Regulation der Durchblutung und die Koordination der Bewegung. Oder konkreter gesagt: Ohne den Impuls der Nerven würden sich die Muskeln nicht bewegen können oder wollen. Sie würden sich nicht anspannen und somit auch nicht beugen oder strecken – was im Alltag schlicht bedeutet, dass wir uns nicht bewegen könnten.

Nerven befähigen uns zu unserem Feingefühl. Die Tastrezeptoren ganz am Ende der Nerven in den Fingerkuppen können sogar feinste Vibrationen und Bewegungen wahrnehmen und sind meiner Meinung nach immer noch besser und genauer als jede Maschine. Wenn diese Bereiche des Körpers erkranken, kommt die Medizin an ihre Grenzen, weil die Probleme im wahrsten Sinne des Wortes wenig fassbar sind. Musiker, speziell Saiteninstrumentenspieler, haben wegen des isolierten Drucks, den sie ihren Fingern aussetzen, häufig das Problem, in den Fingerkuppen nichts mehr zu spüren, und die Medizin kann nicht immer helfen. Das nervt mich als Arzt dann auch.

Nur, um ihre Auswirkungen zu verstehen: Im Extremfall können Nerven sogar Durchblutungsstörungen verursachen. Doch dazu muss es nicht kommen. Die Nerven sind die schnellsten Botschafter unseres Körpers, wenn etwas nicht in Ordnung ist. Sie schlagen am ehesten Alarm, sie sind das Frühwarnsystem einer sich anbahnenden Katastrophe. Nerven vermitteln Schmerz und Gefühllosigkeit. Dabei sind sie extrem schnell und gut vernetzt.

Sie sehen also: Die Nerven sind ziemlich wichtige Zeitgenossen und wir sollten nicht genervt reagieren, wenn sie mal Probleme machen. Wir sollten im Gegenteil versuchen, ihre Botschaften besser zu verstehen, denn sie sind zu unserem eigenen Schutz.

HAUT

Wenn Sie jetzt denken, dass die Haut bei mir in der Handchirurgie nichts verloren hat, sondern eine Angelegenheit für den Hautarzt ist, dann liegen Sie falsch. Ich habe in meinem Alltag in der Praxis relativ viel mit der Haut zu tun. Und nicht selten bereitet sie meinen Patienten und mir auch Probleme. Aber der Reihe nach. Die Haut schützt unsere Hände. Einerseits übernimmt sie einen mechanischen Schutz, dabei besteht sie eigentlich ja lediglich aus einem sehr feinen Zellgewebe.

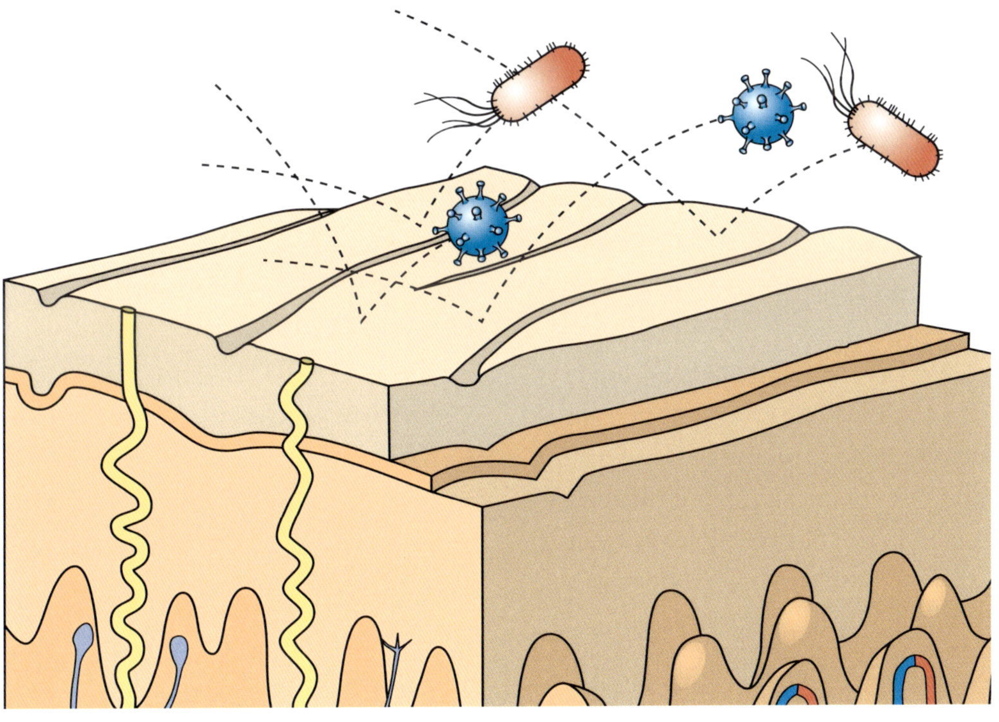

Die Haut als Schutzwall gegen Bakterien und Viren

Andererseits ist die Haut durchaus belastbar. Wenn wir körperlich arbeiten beispielsweise, dann wird sie dicker. Das sehen wir dann an den Schwielen, die sich an den Händen bilden.

Unsere Haut ist also in der Lage, in diesem Fall nicht nur unsere Hände, sondern auch sich selbst zu schützen. Das finde ich ziemlich faszinierend. Hinzu kommt, dass die Haut, die an sich ja nicht sehr dick ist, das Tastvermögen an unsere Finger vermittelt.

Die Haut ist außerdem ein Organ, das besiedelt ist mit Keimen und uns auch deswegen schützt. Wie sich das ständige Waschen der Hände und das anschließende Desinfizieren und damit einhergehende Abtöten dieser eigentlich guten Bakterien in Zeiten der Corona-Krise auf unsere Gesundheit insgesamt auswirken wird, werden wir erst in der Zukunft sehen. Wenn die gute Keimbesiedelung nicht mehr vorhanden, nicht mehr gesund ist, also zu stark abnimmt, wird die Haut durchlässig für schlechte Keime oder Viren, durch die die Hände zu Infektionsüberträgern werden. Und das ist dann, was auch Nichtmedizinern einleuchtet, für unseren Körper insgesamt ungesund.

Mein wohl häufigster Berührungspunkt mit der Haut sind allerdings Narben, denn besonders in der Hand ist die Haut extrem empfindlich. Und es ist egal, ob wir als Ursache von Verletzungs- oder Operationsnarben ausgehen.

Bestimmte Narben und ihre Verläufe können die Haut verkürzen und somit die Funktion der Hand einschränken. Deswegen ist es besonders wichtig, ganz konkrete Schnittführungen zu beherzigen, damit die anschließende Narbe nicht die Funktion der Hand beeinträchtigt.

Ganz zu schweigen davon, dass die Narbe an der Hand, die der Chirurg hinterlässt, für den Patienten immer sichtbar ist und schon deshalb ein besonderes Verantwortungsbewusstsein erfordert. Die meisten anderen Narben lassen sich mit einer Hose, einem Hemd oder einer Socke bedecken, aber unsere Hände sind immer zu sehen und ein Blickfang.

Ohne die Haut würde die Hand nicht funktionieren. In der Haut liegen viele Blutgefäße, die für die Ernährung und die Warm-kalt-Regulierung der Hand wichtig sind.

Wir können heutzutage Haut züchten. Das Gebiet ist aber ganz sicher noch ausbaufähig. Vor allem, weil es sehr lange dauert, entsprechende Mengen Haut wachsen zu lassen. Im Notfall wird Haut schließlich immer schnell gebraucht. Deshalb bedienen sich Chirurgen meist an anderen Stellen des Körpers eines Patienten und verpflanzen ein Stück Haut von einer anderen Körperpartie auf die verletzte Stelle.

Mechanische Reizung, Hitze, Kälte und auch Chemie sind die größten Feinde unserer Haut. Auf dem Handrücken ist die Haut extrem dünn. Bis man ins Unterhautfettgewebe vordringt, muss man lediglich einen bis anderthalb Millimeter Wegstrecke zurücklegen. In der Handinnenfläche beträgt ihr Durchmesser immerhin bis zu zwei Millimeter. Die Haut ist dort merklich dicker.

Doch egal, wie dick unsere Haut ist, ihre Leistung für unsere Hände und unseren Körper insgesamt ist unverhältnismäßig größer. Wenn wir unsere Haut schützen, dann schützen wir also immer auch uns.

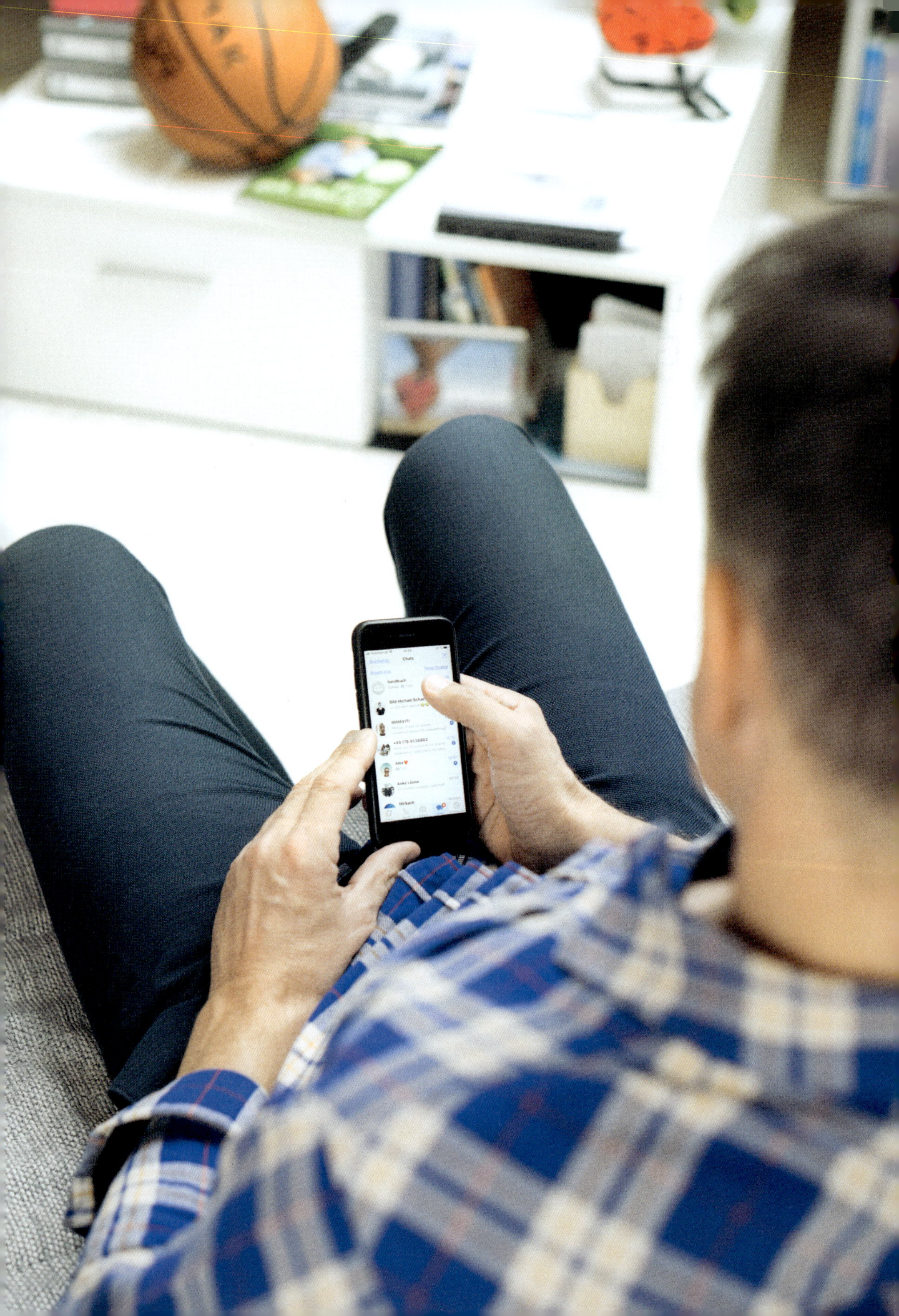

DIE ZEHN GRÖSSTEN GEFAHREN FÜR DIE HÄNDE – UND WAS SIE DAVOR BEWAHRT

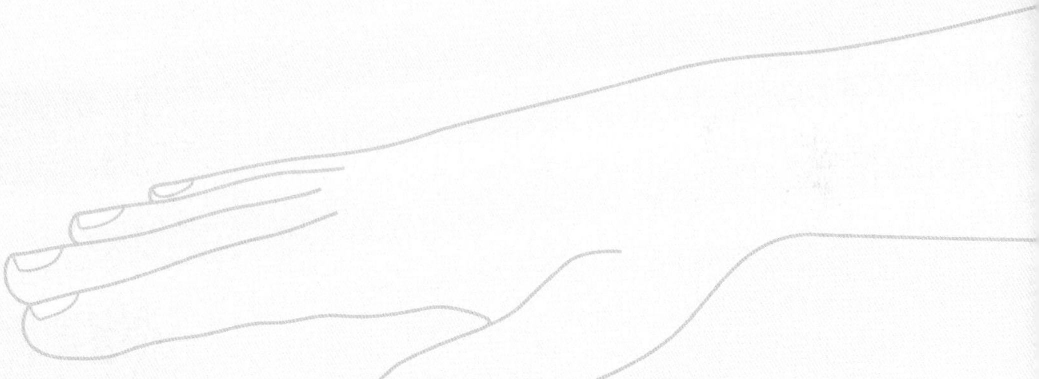

Auch wenn wir es nicht wahrhaben wollen, ignorieren oder den Fall ganz bestimmt nicht erleben wollen – auf unsere Hände lauern im Laufe unseres Lebens Gefahren. Und es sind gar nicht wenige.

Ein zentraler Ansatz, Gefahren zu begegnen, ist für mich dabei immer: Kennst du deinen Gegner, kennst du deine Strategie. Und kennst du die Gefahr, dann ist sie schon gar nicht mehr so übermächtig. Diese Gefahren für unsere Hände sind in der heutigen ebenso arbeitsintensiven wie freizeitsportreichen Zeit leider mannigfaltig. Smartphone, Spielekonsole und sonstige Geräte tun ihr Übriges.

Immerhin – wir können alle aktiv etwas unternehmen, um die Risiken für unsere Hände im Alltag zu minimieren. Ich will Ihnen um Gottes willen nicht Ihr Smartphone verbieten und ich habe auch nichts dagegen, wenn Sie gerne stundenlange Wettkämpfe mit Ihrer Playstation ausfechten.

Ich möchte Sie allerdings dafür sensibilisieren, dass es in Ihrem Alltag Faktoren gibt, die Ihre Handgesundheit in die eine oder in die andere Richtung beeinflussen können.

Im folgenden Kapitel möchte ich Ihnen einen Überblick über die aus meiner Sicht zehn größten Gefahren für Ihre Hände geben. Sie werden sehen, dass diese Gefahren wirklich überall lauern. Teilweise haben wir mit ihnen täglichen Kontakt. Und ich bin mir sicher, dass Sie oft gar nicht wissen, welches Gefahrenpotenzial von diesen Dingen ausgehen kann.

Bevor ich gleich beginne, Ihnen konkrete Beispiele zu nennen, sollten Sie vorher noch erfahren, dass es sich hierbei keinesfalls um lebensbedrohliche Szenarien handelt. Sie oder Ihre Hände werden nicht sterben, wenn Sie sich nicht an meine Empfehlungen halten.

Mir geht es lediglich darum, dass Sie im Alltag ein wenig achtsamer werden, wenn es um Ihre Hände geht. Ihre Hände sind nämlich nicht die Stiefkinder Ihres Körpers. Sie sind zuverlässige Lotsen unseres täglichen Lebens, ohne die wir sehr schnell in Turbulenzen geraten würden.

KATZE

Um das gleich vorwegzusagen: Weder unser Freund, der Kater, noch unsere Freundin, die Katze, ist per se gefährlich für unsere Hände. Gefährlich wird es für sie in dem Moment, wenn unsere eigentlich ja immer friedfertigen Mitbewohner, die ansonsten nicht mal einer Maus oder einem Wellensittich etwas zuleide tun würden, uns beißen. Meistens treffen uns diese Bisse in der Hand, wenn wir unsere Katzen streicheln wollen – und sie das nicht wollen.

Das Fatale ist: So ein Biss tut erst mal nur kurz weh. Wir sehen eine punktförmige, kleine Verletzung, die im Grunde nicht anders aussieht wie ein oder zwei Stiche mit der Nähnadel. In aller Regel blutet die Wunde nach dem Biss auch nicht, weil die Katze sehr kleine, dafür aber sehr spitze Zähne hat.

Wenn also alles gar nicht so schlimm ist, wo kann dann das Problem sein?, werden Sie fragen. Sie werden es gleich verstehen.

Die Zähne der Katze sind übersät mit Bakterien, die sich mit dem einmaligen Einbiss sofort im Gewebe verteilen. Es macht dabei übrigens keinen Unterschied, ob die Katze ein Freigänger oder ein Stubentiger ist. Jede Katze ist mit Bakterien belastet, die uns Menschen äußerst gefährlich werden können. Menschenbissverletzungen sind übrigens ebenfalls sehr gefährlich. Egal, von wem wir gebissen werden – Speichel ist furchtbar infektiös.

Die schnelle Ausbreitung von Bakterien in verletztem Gewebe verläuft bei anderen Verletzungen, etwa wenn wir uns schneiden beispielsweise, auch nicht anders. Aber der Unterschied ist: Dann blutet es – und die Bakterien werden durch einen natürlichen Mechanismus ausgespült. Bei einem Katzenbiss fällt dieser natürliche Schutz weg, weil wir nach einem Katzenbiss nicht bluten. Deswegen entsteht sofort ein Milieu, das Bakterien lieben: eng, warm und abgeschlossen.

Sie können sich ja vorstellen, was dann passiert. Die Bakterien feiern eine Orgie – und vermehren sich explosionsartig.

Für unseren gebissenen Finger bedeutet das: Innerhalb von 24 Stunden nach dem Vorfall muss der Körper eine massive Entzündung bekämpfen. In ihrer Folge entsteht eine Vereiterung, die solch dramatische Ausmaße annehmen kann, dass der Patient die Funktion der Hand und sogar den ganzen Finger verlieren kann. Die Hand vereitert und ist stark geschwollen. Der Patient bekäme in diesem Fall hohes Fieber, starke Schmerzen und es käme zu sichtbaren Rötungen. Eine unbehandelte Sepsis führt innerhalb von vier bis fünf Tagen zum Tod.

> Ganz unbehandelt kann ein Katzenbiss zu einer Sepsis führen.

Noch mal zurück zu unserer Katze: Es macht übrigens keinen Sinn, den Katzenbiss eigenhändig zum Bluten zu bringen. Das wäre eine Wildwestnummer, von der ich abraten würde, weil die Messer ja auch nicht sauber sind. Und welches wollten Sie dafür nehmen? Das Brot- oder doch lieber das Kartoffelmesser? Nein, bitte nicht. Gehen Sie lieber sofort zu Ihrem Arzt oder am Wochenende in die Notaufnahme.

> Wer eine Bissverletzung erleidet, muss sofort antibiotisch behandelt werden.

In aller Regel helfen die Standardmedikamente. Fast ausnahmslos alle Katzenbisse müssen behandelt werden. Wenn sich in einem fortgeschrittenen Stadium schon Anzeichen eines Infekts zeigen oder Vereiterungen, kann es auch sein, dass operiert werden muss.

Durch die Aggressivität eines solchen Infekts kann es übrigens auch passieren, dass die betroffenen Sehnen angegriffen werden und möglicherweise reißen. Auch hier gilt also: Je früher die Therapie beginnt, umso größer sind die Chancen, den Schaden zu begrenzen. Der Fall, dass ein solcher Katzenbiss ohne Symptome verläuft, ist die ganz seltene Ausnahme.

Ich habe in meinen Jahren als Arzt bislang keine Strategie entwickelt, Katzen davon abzuhalten, den Menschen zu beißen. Der einzig wirksame Schutz wäre, keine Katze zu haben.

MAUS

Sie werden sicher denken, dass ich Sie auf den Arm nehmen will, wenn ich nach der Katze jetzt mit der Maus um die Ecke komme. Tatsächlich gehören Mäuse allerdings zur größten Bedrohung für unsere Hände. Ich meine allerdings nicht die Maus, die gern Käse nascht, sondern die am Computer.

Das Problem, das sich an der Maus offenbart, ist im Grunde genommen stellvertretend für alle Zwangshaltungen, die wir unseren Händen zumuten.

Um eine Sache gleich direkt anzusprechen: Es gibt nicht die richtige Maus für die entsprechende Hand.

Aber es gibt die richtige Maus für die individuelle Beweglichkeit der Hand. Es gibt durchaus Menschen, die sich an der – durch die Führung der Maus – ständigen Pronation, also die nach unten gedrehte Handfläche, überhaupt nicht stören und die auch keine Probleme oder gar Schmerzen dadurch haben. Diejenigen aber, die durch diese Position der Hand Schmerzen bekommen, sollten unbedingt auf andere Mäuse zurückgreifen.

Vertikalmäuse können für viele Patienten entlastend sein. Faustmäuse, die mit einem Trackball in der Handinnenfläche gesteuert werden, sind häufig ebenfalls eine gute Alternative. Ich empfehle gelegentlich auch, zwei oder drei verschiedene Mäuse zu benutzen, um eine Zwangshaltung gar nicht erst entstehen zu lassen und um genügend Abwechslung zu schaffen.

Eine Zwangshaltung stellt sich meist schon ein, wenn man eine Extremität – in diesem Fall die Hand – eine Viertelstunde in einer Position hält. Ab diesem Zeitpunkt wird in der Muskulatur schon eine gewisse Spannung aufgebaut, die unnatürlich ist. Streng genommen müssten wir alle 15 Minuten eine Lockerungsübung durchführen, um aktiv gegenzusteuern.

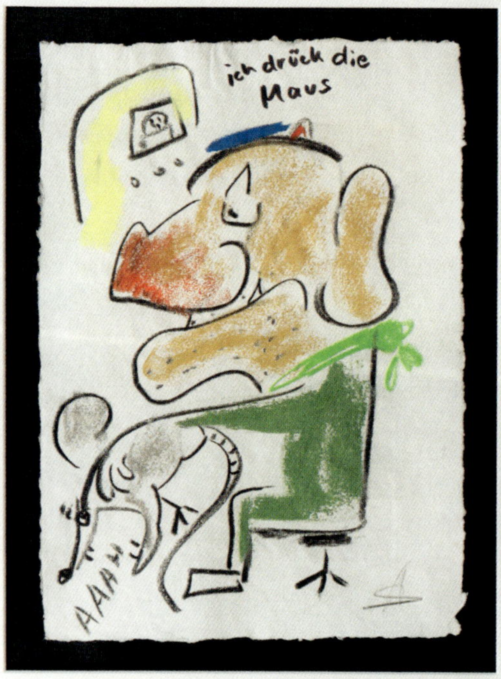

„Ich drück die Maus" von Helge Schneider

Der Weg von der Maus zum Problem ist einfach nachzuvollziehen. Wer zum Beispiel einen Bürojob neu anfängt, wer also plötzlich sehr viel mit der Maus am Computer arbeiten muss, wird nach drei Tagen Symptome verspüren: im Arm, in der Schulter und im Nacken. Die Probleme verschieben sich dabei häufig von der Hand auf den gesamten Körper. Sicherlich kann es immer auch sein, dass sich der Körper an bestimmte Positionen und Tätigkeiten gewöhnt. Wenn wir sie allerdings über Jahre hinweg ausführen, wird er immer größere Schwierigkeiten haben, sie zu tolerieren.

Wer keinen Sport betreibt oder keine Übungen zum Ausgleich macht, wird die durch die Zwangshaltungen verursachten Beschwerden spätestens nach einem halben Jahr nicht mehr ignorieren können, weil die Patienten sich dann in den allermeisten Fällen in einer Situation befinden, aus der sie allein nicht wieder herauskommen.

Medizinisch betrachtet sind wir mit der Situation konfrontiert, dass sich die Sehnen und die Muskeln nicht mehr richtig entspannen können. Warum? Weil sie durch immer wiederkehrende Tätigkeiten in einem begrenzten Bewegungsradius beansprucht werden.

Stellen Sie sich das ganz einfach so vor: Wenn ich mit meinem Auto immer nur in einem sehr niedrigen Drehzahlbereich fahre, und zwar wirklich immer, dann tut es dem Motor nicht gut und ich verursache sogar Schäden.

So ist es bei der Hand auch: Die Muskulatur bleibt in einem begrenzten Bereich tätig, hat weniger Ausdehnung und verliert an Elastizität. Wenn die Muskeln stärker unter Spannung stehen, ziehen sie stärker an den Ansatzstellen, dort kommt es zu Entzündungen und, Sie ahnen es bereits: zu Schmerzen.

Wir sprechen deswegen ganz konkret von einem Mausarm oder einer Maushand, weil die Probleme dort dann schließlich und endlich mit einer akuten Sehnenscheidenentzündung einhergehen.

Eine extreme Ausprägung der Maushand ist das Krankheitsbild der Dystonie. Das bedeutet, dass in extremen Fällen einzelne Finger nicht mehr angesteuert werden können.

Eine Faustregel besagt:
Die Heilung benötigt dreimal
länger als die Entstehung.

Es lässt sich freilich nicht so einfach sagen, wie viel Zeit das Problem für seine Entstehung benötigt hat. Deshalb sage ich: Es dauert ewig.

Wir müssen sehr intensiv therapieren, wenden Physiotherapie und auch Spritzen an. Ich rate immer zu sehr viel Bewegung. Ruhigstellungen wären kontraproduktiv. Denn wir behandeln ja etwas, das durch zu wenig Bewegung ausgelöst wurde.

Ganz wichtig für den Heilungsprozess ist auch, dass die Patienten ihren Arbeitsalltag verändern. Gerade bei Musikern beispielsweise, die ihren gesamten Bewegungsapparat neu überdenken müssen, können dadurch große Unsicherheiten entstehen.

SMARTPHONE

Fast jeder von uns hat es. Und wohl alle seine Besitzer benutzen es vermutlich tagtäglich. Doch im Gegensatz zu seinem Namen ist das Smartphone für unsere Hände alles andere als smart. Im Gegenteil – ich halte die ausufernde Nutzung für alles andere als klug.

Vom Smartphone geht aus medizinischer Sicht eine doppelte Gefahr aus. Die eine ist das Gerät selbst. Die andere, teilweise sogar gravierendere ist die wachsende Größe der Smartphones. Von einem Handy, das ja eher nach einem niedlich-kleinen Utensil klingt, das es ja auch mal war, kann man heute teilweise kaum noch sprechen. Manchmal sehe ich Nutzer, deren Mobiltelefone größer sind als deren Hand.

Deswegen gibt es ja auch, oftmals speziell für Frauen, diese Knöpfe oder Ringe, die man sich an die Rückseite seines immer weiter wachsenden Smartphones kleben kann, um noch einigermaßen damit umgehen zu können. Der Trend kam ursprünglich aus Asien, weil das Größenmissverhältnis zwischen Hand und Handy dort oftmals besonders gravierend ist, sodass kaum ein Nutzer sein Smartphone noch mit einer Hand bedienen konnte.

Das neue iPhone 11 Pro Max beispielsweise wiegt 226 Gramm. Je nach Material kommen noch einmal gute 50 Gramm für eine Hülle hinzu. Eine durchschnittliche Hand bringt etwas über 300 Gramm auf die Waage. Dieser Vergleich zeigt sehr deutlich: Ein Smartphone schafft es im Handumdrehen, die Gewichtsbelastungen unserer Hände nahezu zu verdoppeln. Und ich muss Ihnen vermutlich nicht sagen, dass unnötiges Gewicht immer Probleme schafft – nicht nur an der Hüfte.

Diese zusätzliche Belastung tritt in aller Regel einseitig auf. Es sei denn, die Leute schreiben längere Texte. Dann benutzen die meisten Menschen beide Hände und halten das Smartphone quer oder legen es auf den Tisch.

Generell würde ich sagen, dass die Größe des Smartphones das größere Problem ist als das Gewicht. Ein Smartphone lässt uns gerne eine beinahe unnatürliche Drehung der Hand vollziehen, die sich oftmals bis in die Schulter auswirkt.

Probleme treten besonders häufig auch beim Daumen auf, der durch die Bewegung auf dem Touchscreen überdurchschnittlich häufig in der Oppositionsstellung ist. Der menschliche Daumen kann sich zwar flexibler bewegen als der des Affen. Aber was er nicht kann, ist, von oben einzugreifen, was bei der Benutzung des Smartphones eigentlich sinnvoller wäre. Wir zwingen unseren Daumen also immer, wenn wir bei Instagram, Facebook oder WhatsApp unterwegs sind, in ein Drehmanöver, das, würden wir uns so im Straßenverkehr verhalten, im Verlust des Führerscheins enden würde.

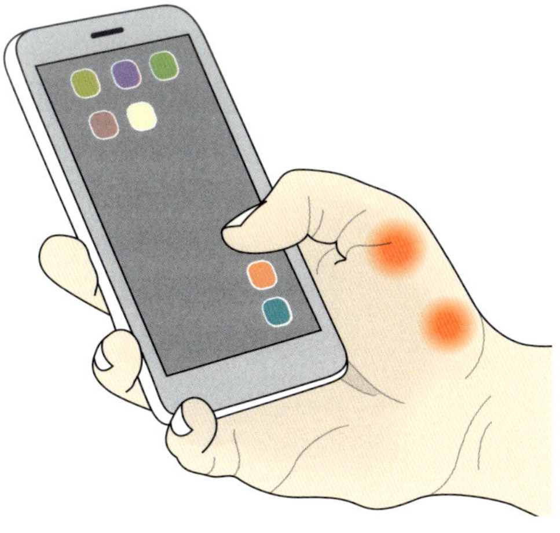

Daumenstress am Handy

Wir benutzen nicht die Daumenkuppe, sondern die Innenseite des Daumens. Aber weil das nicht so günstig ist, ziehen wir ihn auch noch im Daumensattelgelenk mit hinüber.

Sie können diese Zwangshaltung, der wir unsere Smartphone-Daumen täglich aussetzen, relativ einfach in der Anspannung der Daumenballen- und Handinnenmuskulatur feststellen.

Und jetzt kommt das vielleicht auch den letzten Zweifler und Smartphone-Süchtigen überzeugende Argument: Vor 2007, also bevor Apple mit seinem ersten iPhone den weltweiten Markt geschwemmt hat, haben unsere Daumen diese Bewegung nie regelmäßig vollzogen. Und warum nicht? Weil sie anatomisch nicht vorgesehen ist. Dieser Gegengriff, der den Daumen so besonders macht, nutzt uns bei der Bedienung eines Telefons also gar nichts. Für die Benutzung eines Schreibgerätes hingegen ist sie perfekt.

Aus medizinischer Sicht würde ich unbedingt empfehlen, das Smartphone bei der Benutzung auf den Tisch zu legen oder, wenn das nicht geht, weil es keinen Tisch gibt, beide Hände zu nutzen. Viele Patienten fragen mich, ab wann die Benutzung des Smartphones wirklich ungesund wird. Die Bildschirmzeiten, die neuerdings angezeigt werden, helfen sicher bei der Selbstkontrolle.

Wenn man acht Stunden täglich sein Smartphone in der Hand hat, ist das schädlich. Das gilt auch schon bei fünf und ehrlich gesagt auch schon bei zwei Stunden täglich. Ich merke im Praxisalltag eine enorme Steigerung der Anzahl von Patienten, die mich mit Problematiken im Daumen, Daumensattelgelenk und den dazugehörigen Sehnen aufsuchen. In aller Regel kommt es zu einer Sehnenscheidenentzündung des Daumens. Interessanterweise kennen viele Patienten oft auch schon die Ursache, weil sie Schmerzen im Daumen mit längerer Benutzung ihres Smartphones in Verbindung bringen. Es wird also durchaus wahrgenommen, dass man selbst für seine Schmerzen verantwortlich sein kann.

Was hilft, ist in aller Regel nur Abstinenz. Die Entzündungen und Verkürzungen können wir medikamentös und mit Physiotherapie behandeln. Ansonsten hilft nur Zeit.

Wenn ich allerdings ein paar Wünsche äußern dürfte, dann wären es folgende: Nehmen Sie Ihr Smartphone konsequent in einer anderen Position in die Hand. Machen Sie unbedingt zwischendurch immer ein paar Übungen, um die Muskulatur locker zu halten. Wir kommen dazu später noch. Nutzen Sie wo es geht die Diktierfunktion Ihres Handys oder, wenn Ihr Gegenüber das mag, verschicken Sie Sprachnachrichten. Und – ich weiß, dass es nicht leicht ist: Reduzieren Sie die Nutzung Ihres Smartphones auf eine halbe Stunde am Tag. Ihr Augenarzt wird es Ihnen ebenfalls danken.

MATRATZE

Wenn wir von der Matratze als Gefahr für unsere Hände sprechen, dann ist damit nicht gemeint, dass wir sie zu zweit und möglicherweise unsachgemäß benutzen. Nein, wir haben es hier mit einer Verletzung zu tun, die wir uns überdurchschnittlich häufig beim Wechsel der Bettwäsche zuziehen können.

Was ich meine? Jeder von uns kennt sicherlich die Situation, dass das Überziehen eines Spannbettlakens nicht so einfach ist. An den Ecken schaffen wir es noch ganz gut, doch an den Längsseiten guckt die Matratze meist immer noch heraus, weil das Laken einfach nicht an seinem ihm zugedachten Platz bleiben will.

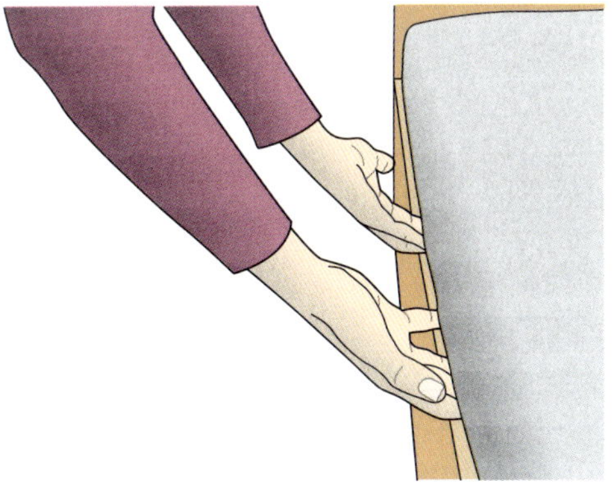

Gefahr für die Strecksehne beim Bettenmachen

Wie behelfen wir uns also? Wir heben die Matratze an, indem wir sie mit den Handrücken hochdrücken und dabei versuchen, das Spannbettlaken möglichst schnell und möglichst weit unter sie zu schieben.

Und dann passiert es.

Eine oder mehrere Fingerkuppen bleiben versehentlich an der Matratze hängen, wir merken es nicht sofort und schieben die Hand trotzdem weiter vor. Und was soll ich sagen? Es gibt buchstäblich kein Zurück.

In diesem Moment wirkt eine so starke Kraft auf das Endgelenk, an das die Strecksehne angehängt ist, dass sie entweder in sich reißt oder ganz abreißt und dabei ein Stück Knochen mitnimmt. Die Verankerung reißt also mit der Sehne ab. Letztere Variante ist sehr schmerzhaft. Bleibt der Knochen intakt, verspüren die Patienten oftmals gar keinen Schmerz.

werkskörper nicht früh genug loslassen oder die Rakete schon in der Hand anzünden, anstatt sie irgendwo hinzustellen. Wir kommen nicht unverletzt aus der Nummer raus.

Die Folgen für Ihre Hände durch einen in der Hand explodierenden Böller sind in jedem Fall lebensverändernd. Der Reiz, einer immer kürzer werdenden Zündschnur zuzusehen, scheint allerdings oftmals größer zu sein als das eigene Sicherheitsbedürfnis.

Es fängt schon beim Anzünden an. An Silvester ist es meistens kalt, manchmal nass, oft windig. Mit normalen Feuerzeugen schaffen viele Menschen es nicht, beim ersten Versuch ihren Böller zu entzünden. Was tun sie also? Sie benutzen eine Wunderkerze. Deren Feuer streut, die Zündschnur verhält sich ähnlich, sodass oftmals gar nicht sichtbar ist, wie viel Zeit noch bleibt.

Ich verstehe das nicht.

Auf jeder Packung steht geschrieben, wie man sich am besten mit Feuerwerk verhält: Stellen Sie es auf den Boden und entzünden Sie es erst dann. Doch daran hält sich leider so gut wie niemand. Die Detonation eines Feuerwerkskörpers ist – egal ob in der offenen oder geschlossenen Hand – so kräftig, dass bis zur Amputation keine Folge ausgeschlossen werden kann. Eine Feuerwerkskörperhand ist meist zerfetzt. Ich kann das nicht anders beschreiben.

Der Klassiker ist, dass ein Chinaböller zwischen dem Daumen, Zeige- und Mittelfinger gehalten wird, zu früh explodiert und es deshalb zu einer Teilamputation der drei Finger kommt. Auch wenn eine erhebliche Gewebsschädigung vorliegt, versuchen wir, die abgetrennten Segmente wieder anzubringen. Das gelingt mal besser, mal schlechter. Der Funktionsverlust der Finger und somit der Hand ist dennoch erheblich.

Die Haut ist dann oft übrigens so geschädigt, dass man sie nicht gut zunähen kann und von anderen Stellen Haut transplantiert werden muss. Der Rekonstruktionsaufwand steht absolut in keinem Verhältnis zum vermeintlichen Vergnügen des Feuerwerks. Ich habe viele Jahre lang in der Silvesternacht in der Notaufnahme gearbeitet. Aufgrund dieser Erfahrung kann ich sagen: Mehr als drei große Verletzungen konnte ich in diesen Nächten selten versorgen. Man schafft es einfach nicht. Es ist ein Kampf gegen Windmühlen.

Ich verstehe nicht, dass Feuerwerkskörper nicht schon lange verboten sind. Und zwar erst in zweiter Linie wegen der Umweltbelastung, wie heute so viele fordern. In erster Linie sollte Feuerwerk wegen der massiven Gefahr für unsere Gesundheit verboten oder zumindest stark eingeschränkt werden. Den fünf Sekunden Unachtsamkeit folgen locker sechs Monate intensivster Therapie und Nachsorge.

Und Sie müssen wissen: Nach einem halben Jahr ist die Wunde vielleicht verheilt. Dass der Zustand dann gut ist, ist nicht anzunehmen.

Ich habe als Teenager auch geböllert. Und es hat mir damals sicher auch Spaß gemacht.

Die Wahrheit ist aber: Seit meiner Tätigkeit in der Klinik, ganz zu Beginn meiner Ausbildung, habe ich nie wieder einen Feuerwerkskörper in die Hand genommen. Ich habe es auch meinen Kindern verboten. Und ich kann Sie nur dringend bitten, das auch zu tun. Denn die Folgen eines Unfalls sind deprimierend – für Sie und letztlich auch für mich.

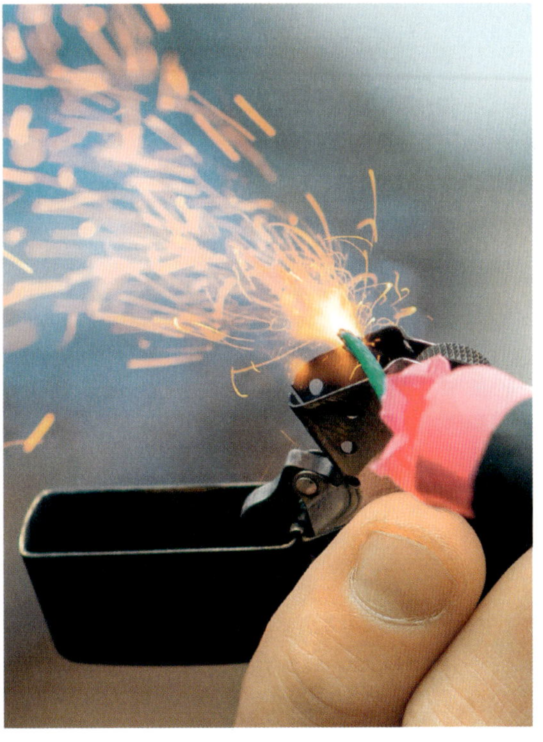

Schluss mit Böllern

AVOCADO

Dieses Superfood tut unseren Händen manchmal gar nicht gut. Zumindest, wenn wir nicht sehr genau aufpassen. Avocados sind sehr gesund, sehr beliebt und in aller Munde. Allerdings haben sie einen für unsere Hände sehr gefährlichen Nachteil: Die Reifegrade sind oft sehr unterschiedlich. Ohne, dass wir es auf den ersten Blick bemerken. Und hier finden wir den Beginn des Problems.

Wir müssen die Avocado, die wir gleich essen wollen, sehr gut kennen. Denn je reifer die Avocado ist, umso schneller gleitet das Messer hindurch und landet schließlich, wenn wir nicht aufpassen, direkt in unserer Hand.

Noch gefährlicher sind Avocados, die nicht ganz so reif sind: Weil die Frucht härter ist, wenden wir mehr Kraft auf, rutschen am Kern ab und landen noch folgenreicher in unserer Hand. Die meisten Patienten, denen das passiert, landen mit dem Messer in der ellenseitigen Handkante. Jeder, der weiß, wie häufig diese Verletzungen sind, wird nie wieder eine Avocado oder auch eine Mango in der offen liegenden Hand schneiden, sondern in Zukunft immer ein Holzbrett als Unterlage benutzen. Das Problem an der Sache ist: Die wenigsten der Avocado-in-der-Hand-Schneider denken, ihnen könne dieses Unglück passieren – bis es passiert.

Es ist natürlich gar nicht so unüblich, Gemüse ohne Brett zu schneiden.

Jede gute Hausfrau schneidet ihre Kartoffel in der Hand. Die Avocado bildet allerdings durch die eben schon beschriebenen unterschiedlichen Reifegrade und ihre Unförmigkeit ein besonderes Risiko. Wir kennen sie einfach auch noch nicht so lange wie unsere gute alte Kartoffel.

Wenn wir uns schneiden, ist in aller Regel der ellenseitige Handballenmuskel durchtrennt. Den brauchen wir, um den kleinen Finger abzuspreizen und um die ellenseitige Handkante zu stabilisieren. Die Verletzung wird schrecklich bluten. Ich rate, sie kurz unter Wasser ausbluten zu lassen und dann einen Kompressionsverband anzulegen. Küchentücher oder Taschentücher reichen meist aus. Nach dieser Erstversorgung sollten Sie unbedingt einen Arzt aufsuchen, entweder in einer Facharztpraxis oder in der Notaufnahme eines Krankenhauses.

Der Handchirurg wird untersuchen, ob neben der muskulären Verletzung noch weitere Nerven, Gefäße oder Sehnen durchtrennt sind. Um ein Problem an der Sehne zu erkennen, wird eine einfache Funktionsprüfung des Fingers durchgeführt. Kann er sich bewegen, ist die Sehne unverletzt. Die Funktionsfähigkeit der Nerven wird überprüft, indem wir an der Außenseite des Fingers die Empfindungen testen. Eine Verletzung der Gefäße kann man meist daran erkennen, ob an der Schnittverletzung eine spritzende oder pulsierende Blutung vorliegt.

Eine verletzte Arterie führt übrigens nicht zwangsläufig zum Sterben oder Schwarzwerden des Fingers. Er hat meistens noch ganz viele andere funktionierende Gefäße, die ihn versorgen. Auch hier spielt der Zeitfaktor eine Rolle. Je später Sie zum Arzt gehen, desto höher ist das Infektionsrisiko. Ideal wäre eine Wundversorgung innerhalb der ersten vier bis sechs Stunden nach der Verletzung.

Es werden sich in den allermeisten Fällen keine Folgeschäden ergeben. Sollte der Nerv allerdings betroffen sein, wissen wir nicht, wie lange die Regeneration benötigt und ob er sich überhaupt regeneriert. Aber klar, wenn wir uns besonders unglücklich schneiden und beispielsweise der Finger in Mitleidenschaft gezogen wird, dann können die Folgen einer Avocado-Verletzung auch gravierender sein.

Sie müssen jetzt nicht aufhören, Avocados zu essen. Auch wenn die Produktion einer einzigen Avocado 80 Liter Wasser verbraucht und die Frucht aus ökologischen Gründen mittlerweile sehr umstritten ist. Ich bin schon glücklich, wenn Sie sie künftig nicht mehr in Ihrer Hand schneiden wollen.

SEIFE

Natürlich geht von der Seife, die Sie in Ihrem Badezimmer oder Ihrer Küche benutzen, zunächst keine Gefahr aus. Es sei denn, Sie essen sie oder rutschen darauf aus und brechen sich das Genick. Dennoch beobachte ich in letzter Zeit immer häufiger von Seifen angegriffene Hände und dadurch entstehende Folgeschäden.

Dazu muss man wissen, dass unsere Hände milliardenfach mit Bakterien besiedelt sind. Es gibt nichts, was Sie unter dem Mikroskop nicht auf Ihren Händen finden. Was auf den ersten Blick erschreckend wirkt, ist auf den zweiten Blick schrecklich wichtig.

Durch die zahlreichen und unzähligen Bakterien entsteht ein Gleichgewicht, durch das Infekte und Erkrankungen verhindert werden. Die Hautbarriere sorgt außerdem durch eigene Abfangjäger dafür, dass die feindlichen Erreger nicht eindringen. Ich weiß, es klingt ein bisschen nach *Star Wars,* aber solange wir genügend Bakterien an den Händen tragen, ist alles gut.

Dieses Gleichgewicht ist davon abhängig, dass es ein gewisses Umgebungsmilieu vorfindet. Wir nennen es pH-Wert. Der Idealfall wäre ein neutraler bis leicht basischer Wert.

Und jetzt kommen wir langsam zum Problem. Es gibt Menschen, die durch ihren Beruf oder ihre Angewohnheiten ihre Hände zu oft waschen oder waschen müssen. Auch Reinigungskräfte sind Risikogruppen, weil sie ihre Hände Reinigungsmitteln aussetzen, oft ohne Handschuhe zu tragen.

Das Ergebnis ist immer gleich: Der Schutzmantel der Hände wird immer wieder aufs Neue und auf Dauer zerstört. Das führt dann dazu, dass bestimmte Bakterien überhandnehmen, was zu Infektionen führen kann, weil die normale Schutzschicht der Haut durch das häufige Waschen zerstört wird.

Eine weitere das Problem noch verschärfende Komponente ist, dass die Haut durch das viele Waschen trocken und rissig wird, sodass die natürli-

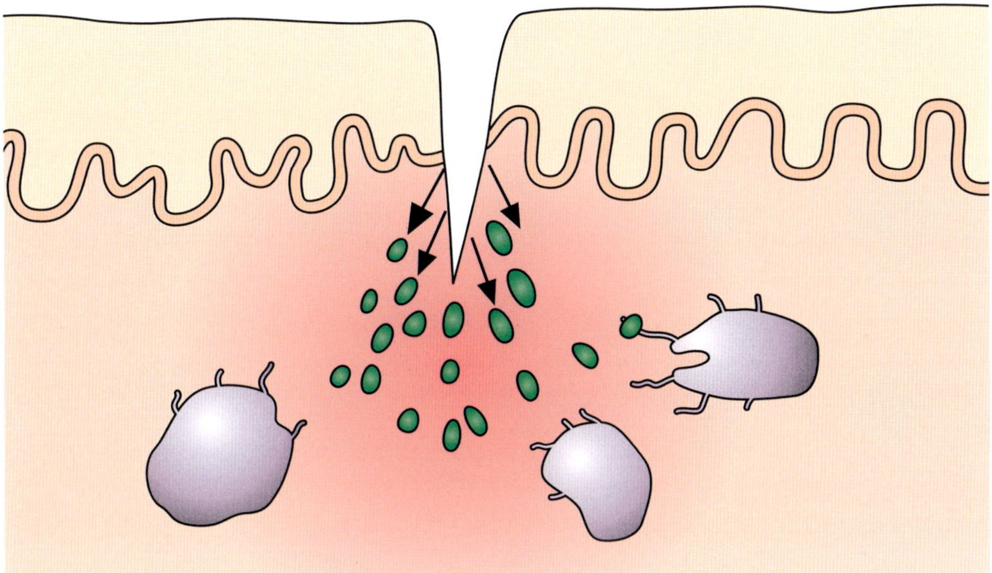

Defekt im Hautschutzwall, Eindringen von Bakterien und Viren

che Barriere noch weiter geschwächt wird. Dies stärkt die schlechten Bakterien weiter und öffnet ihnen Tür und Tor. Trockene Haut ist wie ein trockenes Flussbett.

> Im Extremfall kann es zu einer schweren Infektion der Hand, einer sogenannten Phlegmone, kommen.

Man kann sich darüber streiten, wie riskant häufiges Händewaschen ist. Aus meiner Sicht ist es schon zu viel, wenn sich Menschen zehnmal am Tag die Hände waschen. Es gibt keinen medizinischen Grund dafür. Ich weiß natürlich auch, dass Corona meine Theorie angreift.

Jetzt werden Sie mir vielleicht empört entgegnen, dass man mitunter schon auf zehn Toilettenbesuche am Tag kommt und damit das Kontingent der gesunden Menge der Handwäschen ausgeschöpft wäre. Dazu müssen Sie eigentlich nur Folgendes überlegen: Wo, denken Sie, befinden sich auf einer Toilette wohl mehr Bakterien? An Ihrem Körper oder am Wasserhahn? Ersparen wir uns weitere Details, aber wenn Sie darauf achten, was Sie anfassen und was nicht, ist eine Handwäsche nach dem kleinen Geschäft nicht zwingend nötig.

Urin ist übrigens potenziell nicht keimbesiedelt. Es sei denn, ich weiß, dass irgendetwas mit mir nicht in Ordnung ist, weil ich ständig ein Brennen beim Wasserlassen verspüre.

Ein anderes Beispiel, das ich häufig beobachte: Sie müssen sich erst recht nicht jedes Mal, wenn Sie von der Toilette kommen, die Hände desinfizieren. Denken Sie bitte im normalen Alltag immer daran: Sie sind kein Arzt! Sie operieren nicht am offenen Herzen, wenn Sie auf der Toilette sind. Mit einer normalen Immunabwehr passiert Ihnen überhaupt gar nichts, wenn Sie Ihren Händen das Desinfektionsmittel ersparen. Bleiben Sie achtsam. Fassen Sie nicht alles an und vermeiden Sie, mit Ihren Händen in Ihr Gesicht zu kommen, wenn Sie unterwegs sind.

Ich freue mich allerdings trotzdem immer, wenn ich eine Türklinke oder einen Wasserhahn nicht anfassen muss. Ich benutze dafür oft den Ellenbogen.

BÄLLE

Wahrscheinlich ahnen Sie es schon. Sport ist nicht immer nur Mord. Aber ein gewisses Gefahrenpotenzial bestimmter Freizeitaktivitäten kann auch ich nicht leugnen. Und natürlich sind unsere Hände durch einige Sportarten besonders stark gefährdet. Doch der entscheidende Unterschied ist: Nicht der Ball an sich ist gefährlich, sondern das falsche Fangen des Balles. Es führt in meinem Praxisalltag zu den häufigsten Verletzungen nach dem Wochenende.

Wir sprechen einerseits natürlich über Sportarten wie Handball und Volleyball. Aber andererseits und im Besonderen über den Vater, der mit seinen Kindern auf der Wiese Ball spielt. Stellen Sie sich ein Picknick vor, Papa schießt dem Jüngsten ein Ball aufs Tor – und schon ist es passiert. Der Finger bricht. Wir versuchen oft unbewusst, den Ball wie Oliver Kahn in der Luft zu halten, doch dann knickt die ganze Hand plötzlich nach hinten weg. Die Folge: Eine Handgelenksverletzung im Handwurzelbereich.

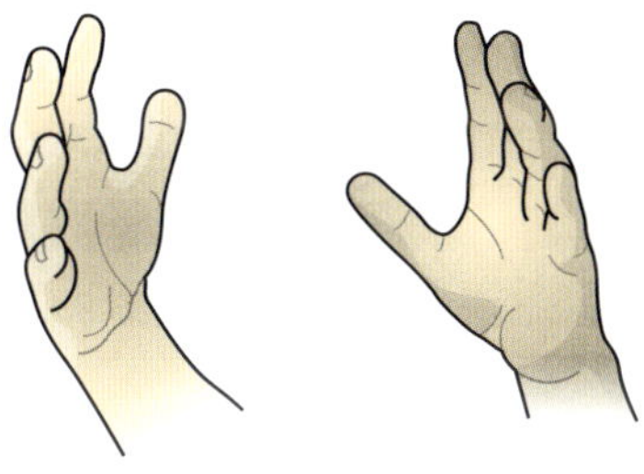

Ballfangen: falsche Handhaltung

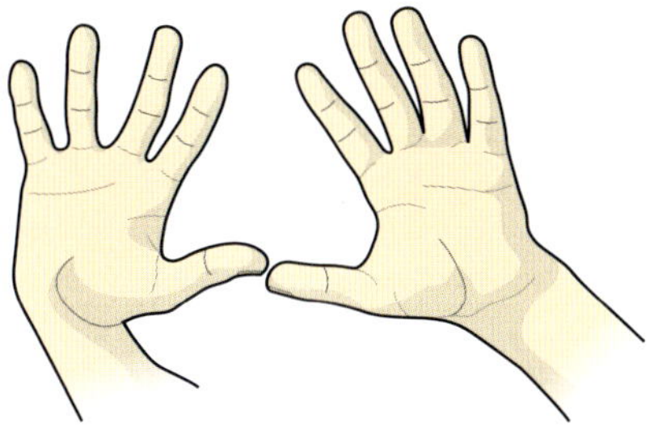

Ballfangen: richtige Handhaltung

Sehr häufig kommt es auch vor, dass wir versuchen, den Ball mit beiden aufgerichteten Händen zu fangen. Davor kann ich nur mit erhobenem Zeigefinger warnen! Denn gefährlicher könnte es für Ihre Finger kaum werden. Die durch den fliegenden Ball entstehende Krafteinwirkung auf Ihre Finger ist in dieser Position oft so stark, dass sie häufig eine Mittelgelenksverletzung nach sich zieht oder beispielsweise auf der Beugeseite die Kapsel einreißt. Grundsätzlich ist das Risiko für alle Finger gleich. Besonders häufig betroffen sind allerdings Mittel- und Ringfinger.

Sie merken beide Verletzungen, also im Handwurzelbereich oder an den Gelenken der Finger, sofort. Und beide Varianten sind auch richtig schmerzhaft. Erstaunlicherweise werden viele dieser Verletzungen von vielen Betroffenen erst mal ignoriert. Der Volksmund sagt dann gerne: Da ist ja nur etwas verstaucht.

Nur so ist es zu erklären, dass Verletzungen infolge von Ballspielen am häufigsten zeitversetzt zu uns in die Praxis kommen. Ich hatte Patienten, die erst zwei oder drei Wochen nach dem Unfall zu mir gekommen sind. In diesem Zeitraum hat man gewisse Schmerzen, die nur langsam abnehmen. Meistens ist eine Schwellung zu sehen. Und – das ist oft die Motivation, zum Arzt zu gehen: Häufig lässt sich der betroffene Finger nicht mehr strecken.

Das liegt allerdings nicht daran, dass eine Streckfunktion des betroffenen Fingers nicht mehr intakt ist, sondern weil die durch den Ball verletzte Kapsel auf der Beugeseite sehr schnell vernarbt. Diese Vernarbungen der Kapsel sind so kräftig und wirken stark verkürzend, dass die Finger in einer gekrümmten Position gehalten werden. Aus medizinischer Sicht haben wir es hierbei mit unangenehmen Verletzungen zu tun, weil leider ganz häufig etwas zurückbleibt. Manchmal muss sogar operiert werden. Alle Eingriffe an der Hand sind klein, weil die Hand nicht groß ist. Dennoch sind Operationen am Gelenk immer mit einem gewissen Risiko verbunden. Wir behandeln diese Sportverletzungen mit intensivster Krankengymnastik und speziellen Schienen, die den Finger in der Streckung halten. Die Heilung ist sehr zeitintensiv.

Ich will Sie ganz sicher nicht vom Sport abhalten. Ich würde Ihnen auch von keiner Sportart abraten, obwohl die meisten Verletzungen dieser Art sicher beim Handball entstehen.

Aber überlegen Sie sich bitte, wie Sie den Ball fangen. Sie können das trainieren! Eine gute Hand- und Unterarmmuskulatur ist ebenfalls hilfreich. Der sichere Weg ist immer, die Finger nicht ganz durchzustrecken und beide Hände ein wenig seitlich zu öffnen. Wenn Sie so wollen, müssten Sie den Ball mit den Handinnenflächen fangen und nicht mit den Fingern, um auf der sicheren Seite zu sein.

Die Amerikaner sind da schlauer. Durch die Eiform des Footballs erwarten die Spieler den Ball mit ihren Händen völlig anders, nämlich seitlich und nicht frontal. Und Sie ahnen es schon: Den Fingern geht es dadurch besser. Wäre der American Football wie unser Otto-Normal-Fußball rund, hätten die Spieler permanent Fingerverletzungen.

HITZE

Diese Gefahr lauert prinzipiell überall. Doch am häufigsten begegnen wir ihr in der Küche.

Verbrennungen oder Verbrühungen zählen zu den gängigsten Haushaltsunfällen. Was die wenigsten Menschen beachten: Gefährlich wird plötzlich auftretende Hitze unseren Händen sogar ohne dass wir in direkten Kontakt mit Wasser, Flammen oder Herdplatten kommen. Bereits heißer Wasserdampf kann gravierende Folgen mit sich bringen. Jeder noch so gut isolierte Wasserkocher oder der beim Abgießen vom einen in den anderen Topf entstehende Dampf kann eine Verbrennung verursachen.

Wir sprechen hier nicht über eine Verbrennung dritten Grades. Aber schon eine Verbrennung ersten Grades stellt eine Gefahr dar, der wir uns nicht aussetzen sollten. Nach maximal zehn Sekunden im heißen Wasserdampf können wir sehr sicher von einer Schädigung ausgehen. Und wenn wir es merken, dann ist es schon zu spät. Stadium eins äußert sich in aller Regel durch unmittelbare Rötungen. Das A und O ist eine sofortige Kühlung der Wunde. Was man früher als Hausmittel empfohlen hat, also Öl, Mehl und Puder auf die betroffene Stelle aufzubringen, sollte man keinesfalls gegen die Symptome einer Verbrennung benutzen. Wir wissen es heute besser – und ich muss es so hart sagen: Das ist Blödsinn.

Halten Sie die Wunde so schnell es geht unter kaltes Wasser.

Kühlen Sie sie mindestens fünf Minuten. Ich rate davon ab, direkt Eis auf die Wunde zu legen, weil durch zu große, zu plötzliche Kälte weitere Verletzungen entstehen. In der Regel sind kleine Verbrennungen ersten Grades an den Händen mit kaltem Wasser ausreichend gekühlt.

Wenn es sich um eine Verbrennung des zweiten Stadiums handelt, kann Eis sinnvoll sein, allerdings sollten Sie das Eis niemals direkt auf die Wunde legen, sondern immer ein Stück Stoff oder beispielsweise ein sauberes Geschirrhandtuch dazwischenlegen. Stadium zwei erkennen Sie daran, dass sich sofort Brandblasen an der Verbrennung bilden. Ich weiß, dass es schwierig ist, aber versuchen Sie, diese Blasen in Ruhe zu lassen, und bitte öffnen Sie sie nicht selbst. Das beeinträchtigt den Heilungsverlauf. Sie müssen, wenn die Größe der Wunde überschaubar ist, nicht zwingend zum Arzt. Bei Verbrennungen des zweiten Stadiums können Gelsalben aus der Apotheke zusätzlich unterstützend wirken. Sie zu benutzen macht sicher Sinn. Wenn Kinder betroffen sind, müssen Sie jedoch zwingend einen Arzt aufsuchen.

Verbrennungen ab Stadium zwei führen in der Regel zu einer Narbenbildung. Ein vermeintlich äußeres Problem verschiebt sich sofort nach innen. Durch die starke Narbenbildung kann sich auch unter der Haut in keinem Fall wieder ein normales Gewebe aufbauen.

Eine weitere Besonderheit der Hand kann im Fall von Verbrennungen und Verbrühungen zum Problem werden: Unzählige Gelenke liegen sehr dicht beieinander. Schon aus diesem Grund sollten wir Verletzungen durch Hitzeeinwirkung mit größter Aufmerksamkeit und Sorgfalt begegnen.

Das heißt ganz konkret: Nehmen wir mal an, wir verbrühen uns den Unterarm. Dann bekommen wir im Ergebnis zwar eine hässliche Narbe, aber solange das Handgelenk oder der Ellenbogen nicht in Mitleidenschaft gezogen werden, haben wir Glück im Unglück. Es wird in diesem Fall kein funktionelles Defizit an den Gelenken geben.

Wir können uns im Gegenzug aber auch ein sehr viel kleineres Areal an der Hand verbrühen, das uns mit weitaus größeren Problemen konfrontieren wird. Die Narben, die dort entstehen, sind durch die aggressive Hitzeeinwirkung sehr viel unelastischer als die ursprünglichen Gewebe und die Originalhaut an der Hand. Insbesondere Narben im Handtellerbereich können zu einer dramatischen Funktionsstörung der Hand führen.

Es lohnt der Vergleich mit anderen Verletzungen, die Narben bilden. Eine Schürfwunde ist irgendwann wieder verschwunden, weil unser Körper erstaunliche Heilungsfähigkeiten besitzt. Wir sprechen vom Remodeling der Haut. Eine Schürfwunde bildet allerdings auch nur eine oberflächliche Narbe. Irgendwann sehen wir sie nicht mehr und sie ist verschwunden. Bei einer Verbrennung aber findet sich die größte Ausdehnung – ähnlich wie bei einem Eisberg – unter der Oberfläche.

Die Folgen einer Verbrennung werden die betroffenen Patienten und ihre Ärzte lebenslänglich beschäftigen. Grundsätzlich ist Narbengewebe schlechter durchblutet, das heißt, das Gewebe ist immer schlecht versorgt. Wenn diese Narbe dann durch einen unglücklichen Zufall über ein Gelenk geht, sprechen wir von einer kontrakten Narbe. Das kann im Extremfall dazu führen, dass die Betroffenen nicht mehr in der Lage sind, den betroffenen Finger zu strecken, weil die Narbe – und das dort geschrumpfte Gewebe – den Finger festhält.

Sollten Sie einer schweren Verbrennung zum Opfer fallen, fahren Sie bitte sofort ins Krankenhaus und noch besser in ein auf Verbrennungen spezialisiertes Klinikzentrum, damit Sie schnell und gut versorgt werden. Die Zeit ist wieder mal ein entscheidender Faktor. Auch, damit keine zusätzliche Infektion auftritt.

Ich habe allerdings noch einen besseren Rat für Sie: Passen Sie lieber gut auf sich und Ihre Hände auf, damit Ihnen dieser Leidensweg erspart bleibt.

KÄLTE

Die Kälte, die uns bei einer eben beschriebenen Verbrennung äußerst nützlich sein kann, kann uns ohne eine vorherige Verbrennung leider besonders an den Händen sehr stark verletzen. Wenige Minuten in der

Kälte können zu problematischen Erfrierungen an den Fingerspitzen und den Fingern führen.

Unsere Hände befinden sich in einer besonderen Gefahrenzone, weil sie von Haus aus auf »Fernwärme« angewiesen sind. Die Gefäße sind besonders klein und fein. Die Hände zählen durch ihre Position zu den am weitesten vom Körperzentrum entfernten Stellen des Körpers und kühlen deshalb – ähnlich wie die Füße, liebe Damen! – am schnellsten aus. Wir nennen sie in der Medizin Akren, also Körperspitzen.

Erfrierungen sind meist direkt sichtbar: Die betroffenen Stellen werden weiß, weil sie nicht mehr durchblutet sind. Hinzu kommt, dass Erfrierungen Schmerzen verursachen. Wir nehmen sie also unmittelbar wahr.

Was bedeutet eine Erfrierung aus medizinischer Sicht? Die zu starke Kälte zieht die Gefäße zusammen, sodass sie nicht mehr adäquat agieren und reagieren können. Schließlich kommt es zum Stillstand der Durchblutung der betroffenen Stellen.

Wir können Erfrierungen mit unterschiedlichen Maßnahmen begegnen. Stellen Sie sich vor, Sie sind in den Bergen beim Skifahren und stellen eine Erfrierung fest. Wenn Sie kein Gasthaus in der Nähe haben, sollten Sie sich eine windgeschützte Ecke suchen und versuchen, die vermeintlich angefrorenen oder erfrorenen Finger wieder zu wärmen. Das funktioniert am besten in der eigenen Achselhöhle, zwischen den Oberschenkeln oder, wenn Sie nicht allein sind, unter der Jacke Ihrer Begleitung.

Aber Sie müssen nicht in den Bergen sein, um Erfrierungen an den Händen zu erleiden. Schon Fahrradfahren ohne Handschuhe im Winter kann eine Schädigung Ihrer Finger verursachen. Menschen reagieren natürlich unterschiedlich, aber in der Regel werden Sie merken, wenn sich Ihre Gefäße in den Fingern zusammenziehen. Der Vorteil, wenn es Ihnen in der Stadt passiert, ist freilich, dass ein Badezimmer mit warmem Wasser meist nicht weit ist.

Im Normalfall regenerieren sich Erfrierungen des ersten Stadiums relativ schnell. Stadium eins entspricht Fällen, in denen die Erfrierung durch Wärme wieder zurückgegangen ist. Mir haben aber schon viele Patienten erzählt, dass sie nach einer leichten Erfrierung prinzipiell kälteempfindlicher sind, sie also stärker auf Kälte reagieren als vorher.

Wichtig ist:
Die betroffenen Gefäße sind in der Lage, sich wieder zu entspannen, die Situation ist umkehrbar.

Trotzdem würde ich jedem im Winter empfehlen, grundsätzlich Handschuhe zu tragen, und Sportlern außerdem, keine nasse Kleidung zu tragen.

Wer ganz auf Nummer sicher gehen will, trägt im Winter Fausthandschuhe. Warum? In Fingerhandschuhen ist jeder Finger isoliert und tendenziell dadurch kälter als der einzelne Finger im Fausthandschuh. Dort wärmen sich die Finger gegenseitig, sodass jeder Finger dem anderen etwas Gutes tun kann.

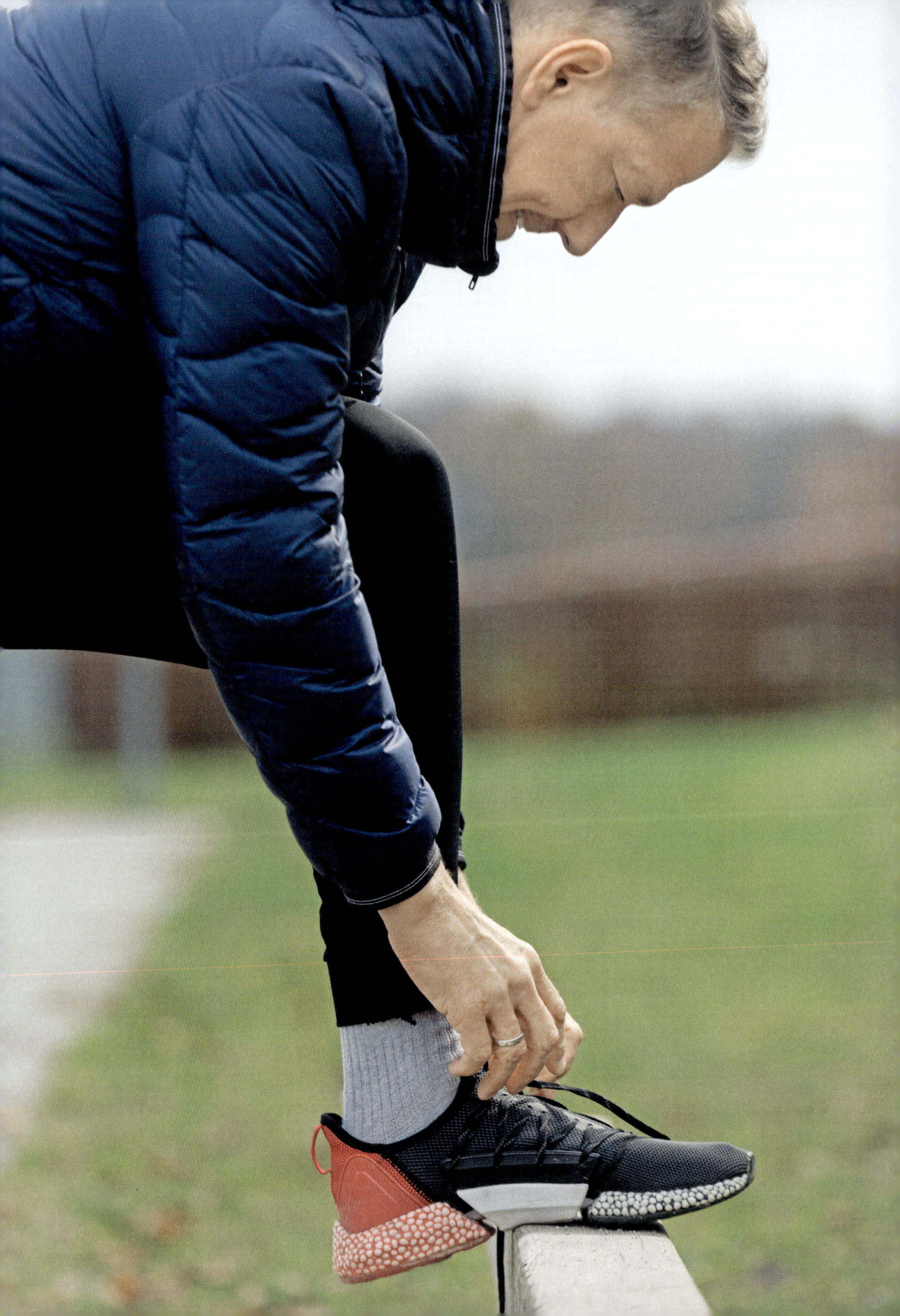

WENN HAND UND FINGER KRANK SIND

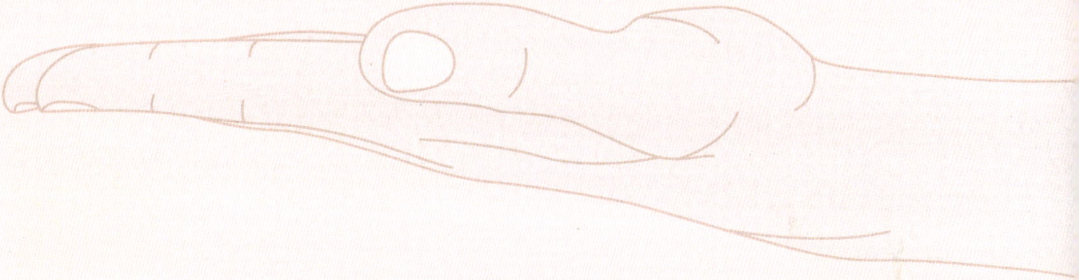

Auch wenn ich Ihnen und Ihrer Gesundheit ganz fest die Daumen drücke – nur den wenigsten Menschen wird es gelingen, ohne Krankheiten durchs Leben zu kommen. Manche davon sind temporär, manche chronisch. Manche sind oder bleiben harmlos, andere müssen von Ihnen und Ihrem Arzt sehr ernst genommen werden. Krankheit ist oft gleichbedeutend mit Einschränkungen und Schmerzen. Beides gilt es zu vermeiden.

Das gilt immer auch für Ihre Hände. Unsere Hände sind einem besonderen Risiko ausgesetzt, weil wir sie nahezu ständig benutzen. Weil sie überwiegend ungeschützt sind. Und weil sie, bei einigen Menschen mehr, bei anderen weniger, verletzungsanfällig sind.

Wir dürfen nie vergessen, dass unsere Hände auch deswegen für uns so wichtig sind und deshalb mit besonderer Sorgfalt behandelt werden müssen, weil sie im Grunde ständig sichtbar sind – und uns deswegen im Zweifel ständig daran erinnern, dass wir nicht gesund sind.

Einige von uns erkranken stärker, andere nicht so dramatisch. Es gibt die Diven unter den Krankheiten, die Unaufgeregten und die Handfesten. Darauf gehen wir später noch im Detail ein. Teilweise erkranken unsere Hände erblich bedingt, manchmal durch unvorhersehbare Unfälle und oft auch durch unser eigenes Verschulden.

Die schlechte Nachricht ist: Eine totale Gesundheit gibt es nicht. Sicher träumen einige Mitmenschen davon, mindestens 100 Jahre alt zu werden, um anschließend bei völliger Gesundheit ins Grab zu fallen. Doch die Vision eines Todes bei nahezu bester Gesundheit ist leider nahezu ähnlich unmöglich, wie Locken auf der Glatze zu drehen.

Die gute Nachricht ist: Dennoch ist vieles möglich, wenn es darum geht, die Funktionalität und letztlich auch die Gesundheit unserer Hände zu bewahren. In meinem Alltag in der Praxis macht es für mich keinen Unterschied, ob es sich um eine erworbene oder eine angeborene Handerkrankung handelt. Meine Herangehensweise ist meistens gleich oder zumindest ähnlich. Ich möchte konservative Therapien so weit wie möglich ausschöpfen, Operationen hinausschieben oder sogar ganz verhindern, den Patienten Schmerzen nehmen und die Funktionalität und den Bewegungsradius ihrer Hände verbessern. Wenn ich das alles schaffe, dann sind meine Patienten glücklich – und ich auch. Natürlich gelingt das nicht immer. Bestimmte Erkrankungen sind nicht immer sofort beherrschbar. Auf den folgenden Seiten möchte ich Ihnen einen Überblick über die gängigsten Handerkrankungen geben und außerdem einen Einblick darein gewähren, wie man sie behandeln kann.

KARPALTUNNELSYNDROM – WENN DIE FINGER NICHT MEHR AUFWACHEN

Was bei flüchtiger Betrachtung und ohne Lateinkenntnisse so klingt wie eine nervöse Störung inmitten eines Bergmassivs oder nach einem komplizierten Fehler innerhalb eines Verkehrsleitsystems, ist in Wahrheit schmerzhafter Alltag von immer mehr Patienten und macht einen großen Teil meiner Arbeit in der Handchirurgie aus.

Karpal ist, wenn wir rein von der Bedeutung des Begriffs ausgehen, zunächst einmal ziemlich schmerzfrei. Es bedeutet so viel wie »auf die Handwurzel bezogen«, diese kann aber eine ganze Handvoll Probleme mit sich bringen.

Aber der Reihe nach. An unseren Handgelenken befinden sich die Handwurzelknochen. Sie sind jeweils wie ein Bogen aufgebaut, der hin zum Handrücken verläuft. Auf der Handinnenfläche beider Hände liegt jeweils der sogenannte Tunneleingang, der mit einem bindegewebsartigen Band überspannt ist. Wir sprechen vom Handwurzelband. Genau darunter liegt ein Nerv, der *Ner-*

vus medianus, und alle unsere Sehnen, die unsere Finger bewegen. Sie ahnen es schon: Wir nähern uns der Wurzel des händischen Übels. Es klingt ganz einfach und ist doch so kompliziert.

Die gute Nachricht: In meiner gesamten Laufbahn habe ich sicher 25 000 Menschen mit einem Karpaltunnelsyndrom behandelt. 24 990 Patienten konnte ich dauerhaft von ihren Leiden befreien. Die schlechte Nachricht: Nicht immer wird ein Karpaltunnelsyndrom sofort erkannt. Aus welchen Gründen auch immer, aber dazu später mehr.

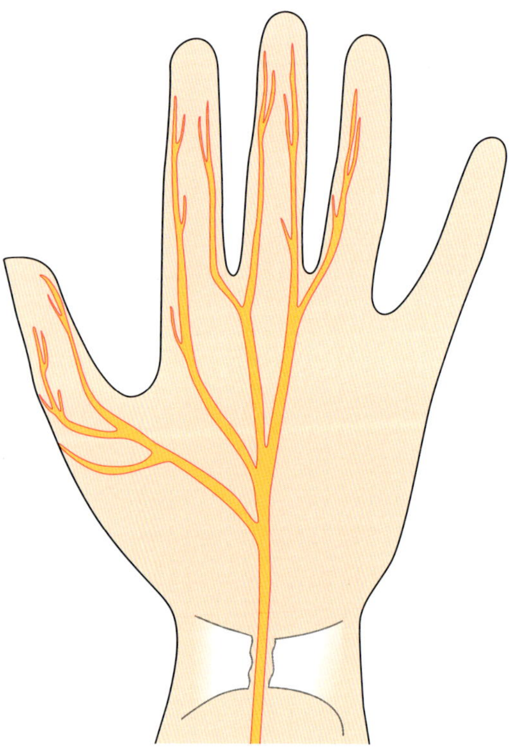

Der Mittelnerv oder Nervus medianus

Sie wollen jetzt sicher wissen, wer sich im Hochrisikotrakt für Hände bewegt? Ich kann Sie nicht beruhigen. Jeder, der viel am Computer arbeitet, eigentlich jeder, der bloß einen Computer besitzt, könnte früher oder später mein Patient sein.

Denn das Karpaltunnelsyndrom ist der grippale Infekt unter den Erkrankungen unserer Hände: Früher oder später erwischt es eigentlich jeden. Und ob wir uns warm anziehen, viel Sport treiben oder gut essen, ist dabei zunächst einmal ganz egal.

In den vielen Bereichen unseres beruflichen Alltags, in denen wir Gleichberechtigung anstreben, sind wir in Sachen Geschlechtergerechtigkeit mit dem Karpaltunnelsyndrom leider überfortschrittlich. Die Frauenquote haben wir in diesem Fall schon längst erfüllt. Grundsätzlich und statistisch sind viel häufiger Frauen betroffen als Männer.

Woran liegt es, dass der Großteil der Betroffenen in diesem Fall weiblich ist? An den Hormonen. Wir wissen mittlerweile: Das Karpaltunnelsyndrom trifft mehrheitlich Frauen kurz vor oder kurz nach den Wechseljahren, weil die Hormonumstellung des Körpers während dieser Lebensphase eine gewisse Rolle bei der Erkrankung spielt. Es tut mir leid, meine lieben Damen, auch ich kann Ihnen die Menopause nicht schönreden.

Und es sind nicht die Hitzewallungen, die Schweißausbrüche und die Stimmungsschwankungen, die meinen Patientinnen auf die Nerven und am Ende auf die Hände gehen. Nein, durch die Hormonumstellung kommt es zu Veränderungen an den Schleimhäuten. Sie schwellen anders an als bei Männern. Außerdem, das betrifft allerdings nur Frauen weit vor den Wechseljahren, tritt das Karpaltunnelsyndrom hormonell bedingt auch besonders häufig bei Schwangeren auf. Und das sind ja nun einmal nur Frauen. Aber freuen Sie sich nicht zu früh, liebe Herren, auch Sie bleiben nicht verschont, und zwar egal, ob arm oder reich, Rechts- oder Linkshänder, jung oder alt.

Aktuell lässt sich beobachten, dass das häufige Spielen mit Konsolen das Geschlechterverhältnis der betroffenen Patienten wieder verändern könnte. Auffällig ist auch: Die Patienten werden immer jünger. In meinen Anfangsjahren kann ich mich nicht daran erinnern, Jugendliche mit einem Karpaltunnelsyndrom behandelt zu haben. Doch auch das ändert sich seit ein paar Jahren stetig.

> Konsolen bedrohen unsere Hände wie sonst nur eine Motorsäge.

Stundenlanges, pausenloses Spielen ist eine unterschätzte Gefahr für die Gesundheit, und zwar nicht nur für die der Hände. Aber das nur am Rande.

Gehen wir zurück in den Karpaltunnel. Über die Jahre hinweg haben die Erkrankungen signifikant zugenommen. Das hängt natürlich auch damit zusammen, dass wir Ärzte ein Karpaltunnelsyndrom immer genauer diagnostizieren können. Damit einher gehen logischerweise auch die Zuwächse der Patienten, weil die Untersuchungstechniken mittlerweile zugänglicher sind als noch vor einigen Jahren.

Wir dürfen an dieser Stelle ebenfalls nicht vergessen: Die Patienten sind aufgeklärter. Sind früher fünf Patienten zum Arzt gegangen, weil sich ihre Finger auch während des Sommers im permanenten Winterschlaf befanden, tun es heute ungefähr acht Patienten. Was man damals als nicht behandelbar, nicht zwingend behandlungswürdig oder auch nicht als lebensbedrohlich empfand, will man heute ändern. Und das ist gut so. Denn, und das ist insgesamt das Happy End der Geschichte: Ein Karpaltunnelsyndrom ist vollständig und ohne große Risiken heilbar!

Das Karpaltunnelsyndrom könnte heute der zahnlose Tiger unter den Volkskrankheiten sein. Es muss lediglich richtig erkannt und behandelt werden. Nur dann haben wir es in der Hand, wie die Erkrankung verläuft – und ob der Patient am Ende als gesund eingestuft wird.

Der Leidensweg meiner Patienten ist oft klassisch.

Wem die Hände einschlafen, der versucht, seine schlafenden Finger erst mal wach zu rütteln. Den Schmerz abzuschütteln. Wir alle kennen diese Bewegungen, wenn die Hände schmerzen oder eben eingeschlafen sind. Als Wecker dient manchem kaltes Wasser. Anderen hingegen hilft warmes Wasser. In der Theorie ist das zunächst keine schlechte Idee. In der Praxis – und zwar nicht nur in meiner eigenen – leider sinnlos. So leid es mir tut, aber Eigenbehandlung führt bei einem akuten Karpaltunnelsyndrom nicht zur Heilung. Und so kommt es, dass die Hände erst mal weiterschlafen und manchmal gar nicht wieder aufwachen – bis sie mir zwischen die Finger kommen.

Wo es klassischerweise wehtut? Meistens zunächst gar nicht. Im Gegenteil. Und genau das ist das Problem. Der

Patient spürt zunächst einfach weniger in seinen Fingern.

Viele Betroffene denken sich nichts dabei – und nehmen das neue Nichtgefühl hin. Wenn die Finger dann eines Tages gar nicht mehr aufwachen, ist die Erkrankung schon sehr weit fortgeschritten.

Es gibt genaue Statistiken und Zahlen darüber, wo die meisten Menschen erkranken und wer überhaupt erkrankt.

Eines ist ganz klar: Die immer gleichen Bewegungen am Arbeitsplatz, meist in einer Zwangshaltung mit zu wenig Abwechslung, haben ihren Preis. Der ergonomisch bedenkliche Aufbau der Computermaus ist für unsere Hände gefährlicher als für den echten Nager die Katze.

Früher sind übrigens eher die Berufsgruppen am Karpaltunnelsyndrom erkrankt, die schwere Arbeit mit ihren Händen verrichtet haben, wie Bauarbeiter, Maurer, Gärtner. Doch mittlerweile ist die Krankheit mehrheitlich in die Büroetagen umgezogen.

Und was viele Arbeitgeber sicher an dieser Stelle gerne verschweigen oder unerwähnt lassen würden: Durch die verhältnismäßig leichte körperliche Tätigkeit am Computer arbeiten wir alle insgesamt viel mehr als noch vor einigen Jahrzehnten.

Selbst die Arbeit an einer mechanischen Schreibmaschine hatte im Vergleich zu unseren modernen Tastaturen heute noch einen gewissen Trainingseffekt für unsere Hände. Doch mit jeder neuen Generation von Computern wird uns scheinbar alles leichter gemacht – und genau das fällt den Händen irgendwann immer schwerer. Die für unsere filigranen Hände zunehmend stupiden Arbeiten gehen ihnen früher oder später buchstäblich auf die Nerven, besonders auf einen.

Unsere Hand wird von drei unterschiedlichen Nerven betreut.

Jeder Nerv versorgt ein bestimmtes Areal. Wenn der Mittelnerv, der *Nervus medianus*, im Handtellerbereich eingeengt ist, sind der Daumen, der Zeigefinger, der Mittelfinger und die dem Mittelfinger zugewandte Seite des Ringfingers betroffen. Und das sind genau die Bereiche, in denen sich das Karpaltunnelsyndrom bemerkbar macht. Die Finger schlafen ein oder sie werden taub, wenn außerdem noch eine mechanische Komponente hinzukommt. Also zum Beispiel, wenn sie durch Druck belastet werden. Ein typisches Beispiel ist, dass Patienten Probleme bekommen, wenn sie mit dem Fahrrad fahren. Oder, und auch das kommt häufig vor, wenn wir die Hände in der Nacht im Schlaf unbewusst und unkontrolliert abknicken. Durch Probleme beim Lesen eines Buches oder der Zeitung kündigt sich das Karpaltunnelsyndrom ebenfalls an. Doch viele Betroffene denken immer erst mal: Das geht schon wieder weg, wenn sie nicht zu viel darüber nachdenken.

Bis die Patienten bei mir sitzen, legen sie oft einen langen Weg zurück. Denn: Sie vermuten die Ursache ihres Problems an anderer Stelle. Zwar passiert es oft, dass die Betroffenen nachts zunächst wegen ihrer eingeschlafenen Hände aufwachen, die sie zuerst bemerken. Doch in vielen Fällen kommen Schmerzen im Arm bis hoch zur Schulter hinzu. Was also denkt der Patient? Das kann nicht allein von der Hand kommen. Also führt der erste Weg zum klassischen Orthopäden.

Die gängigste Vermutung lautet: »Das muss doch von der Halswirbelsäule kommen!«

Die zweithäufigste Eigendiagnose ist: »Ich habe Durchblutungsstörungen!« Was soll ich sagen? Beides stimmt nicht. Und beide Fehldiagnosen, ob nun aus Unwissenheit oder Unfähigkeit, sind ganz klar vermeidbar.

Es ist leider so, dass viele Ärzte ihren Patienten nicht mehr richtig zuhören. Aus welchen Gründen auch immer. Ich weiß aus dem Praxisalltag, dass immer weniger Zeit bleibt. Das ist wahr und schmerzhaft. Aber es sollte uns trotzdem nicht nachlässig werden lassen. Alles, was über drei Besuche pro Quartal hinausgeht, bekommt der Arzt nicht mehr verhältnismäßig bezahlt. Aber das Abrechnungssystem verlangt mehr oder weniger von mir, einen Patienten nach drei Besuchen durchdiagnostiziert zu haben. Wir können das Gesundheitssystem nicht ändern, wir können nur uns ändern.

Was mich noch mehr ärgert: Viele Kollegen erinnern sich gar nicht an bestimmte Krankheitsbilder, weil sie sie nicht ständig in die Hände bekommen. Und was macht der unwissende Dr. Ahnungslos? Er fängt erst mal zentral an zu suchen.

Ich habe zahlreiche Patienten behandelt, die über Jahre hinweg keinen Hemdknopf mehr öffnen oder schließen konnten, die keine Büroklammer mehr greifen konnten, weil ihre Finger einfach nicht mehr konnten, wie sie wollten. Es wurde kostenintensiv geröntgt, es wurden MRTs gemacht – alles ohne Erfolg.

Dabei ist es eigentlich die einfachste Untersuchung der Welt, ein Karpaltunnelsyndrom zu diagnostizieren. Teuer ist die Behandlung lediglich, wenn man am falschen Ende anfängt. Der Patient, der als Selbstzahler zu mir kommt, also auf Rechnung, den kostet eine Untersuchung auf Karpaltunnelsyndrom inklusive Ultraschalluntersuchung um die 80 Euro. Das ist nun wirklich kein Luxus und weit entfernt von den Kosten einer allseits so beliebten Chefarztbehandlung. Wenn der Neurologe noch konsultiert werden muss, kommen wir am Ende auf knapp unter 200 Euro.

Was würde ich also tun? Mithilfe des Phalen-Tests – das ist eine mechanische Untersuchung, bei der die Patienten ihre Hände in einem bestimmten Winkel abknicken und dann ein Kribbeln spüren oder eben

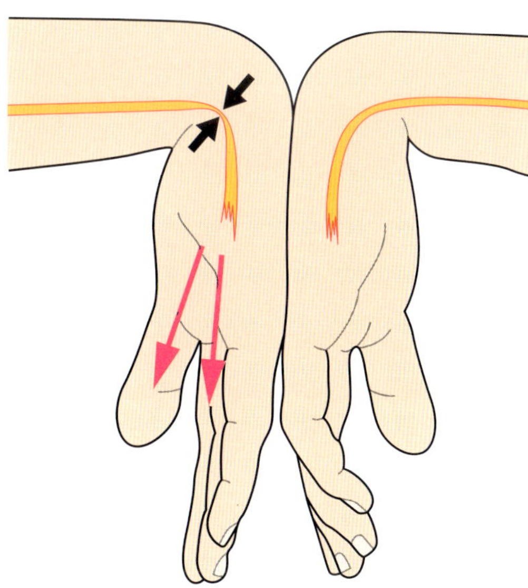

Phalen-Test

nicht – lässt sich die Diagnose ziemlich treffsicher stellen. Wir kennen das mit dem Kribbeln von der Liebe, allerdings genau andersherum. Beim Karpaltunnelsyndrom gilt: Kein Kribbeln ist gut, Kribbeln ist schlecht.

Im zweiten Schritt würde ich immer auch zusätzlich noch einen Neurologen zurate ziehen, um den Nerv zu messen und die Diagnose abzusichern. Nerven sind wie Wasserleitungen oder wie Strom im Haus. Wenn im Dachgeschoss das Licht nicht mehr brennt, kann man natürlich zuerst beim Verteiler im Keller anfangen und die ganze Leitung aufreißen. Das ist ein großer Aufwand für die Handwerker und sehr teuer. Mein Ansatz wäre immer: Warum soll ich im Keller anfangen, wenn bis zur zweiten Etage alles in Ordnung ist?

Ich habe, wie gesagt, rund 25 000 Patienten mit Karpaltunnelsyndrom behandelt und operiert. Man könnte also wirklich sagen, dass ich ein Experte auf diesem Gebiet bin. Aus diesem Grund lasse ich mich zu der Aussage hinreißen: Wer einmal erfolgreich operiert und behandelt wurde, dem schlafen die Finger nie wieder ein, wenn sie nicht sollen.

Durch Dehnungen und Übungen lassen sich die muskulären Strukturen sowie die Faszien dauerhaft erweichen. Das Gewebe bekommt mehr Geschmeidigkeit. Dazu brauchen Sie mich nicht – das können Sie alleine zu Hause selber machen.

Mein Eindruck ist auch, dass Flüssigkeitsmangel dazu führt, dass wir häufiger an einem Karpaltunnelsyndrom erkranken. Das ist in keiner Weise wissenschaftlich bewiesen. Aber wenig zu trinken führt zu weniger Ausscheidungen und somit zu einem schlechteren Stoffwechselfluss. Dadurch schwellen die Schleimhäute an der Sehne stärker an als bei Menschen, die einen ausgeglichenen Flüssigkeitshaushalt haben.

Wer auf seine Ernährung achtet, wird potenziell auch seltener an einem Karpaltunnelsyndrom erkranken.

Weniger Fleischgenuss wirkt sich direkt aus. Weniger Genussmittel, wie beispielsweise Alkohol, Kaffee, starke Gewürze, Lebensmittelzusätze oder Süßigkeiten, die uns unnötig übersäuern, ebenso. Wir können Übersäuerung direkt an unseren Muskeln und Sehnen spüren. Je saurer unser Körper ist, umso stärker werden Entzündungen genährt.

Zwischen der Diagnose eines Karpaltunnelsyndroms und der vollständigen Genesung liegt meist ein halbes Jahr. Das klingt lang, ist es aber nicht. Denn der neurologische Befund ist frühestens sechs Wochen nach dem ersten Auftreten der Symptome positiv nachweisbar. Manchmal vergehen auch drei Monate. Bis dahin versuchen wir es oft mit einer konservativen Behandlung: Physiotherapie, Kortisoninjektionen und nächtliches Schienen sind gängige Methoden.

Natürlich kommt kein Patient zum Arzt, um sich operieren zu lassen. Eine Operation ist und bleibt ein sehr einschneidendes Erlebnis. Ich habe selten Patienten erlebt, die nicht erst mal ohne Operation behandelt werden wollten. Dabei ist die Operation an sich kein großer Eingriff, mittlerweile sogar endoskopisch. Sie dauert zwischen 20 und 30 Minuten.

Wir operieren einerseits mit einer örtlichen Betäubung, in diesem Fall einer Armnarkose, oder – und das ist heute die beliebtere Methode, weil die Patienten nach der OP direkt wieder aufstehen können und nicht auf ihren noch gefühllosen Arm

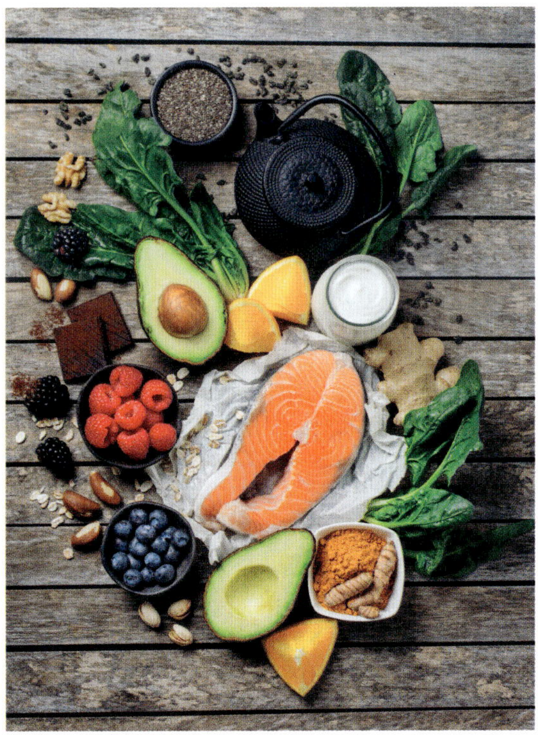

Gesunde Ernährung als Schlüssel zur Gesundheit

achten müssen – mit einem leichten Propofol-Schlaf.

Die Operation ist für den Patienten und auch für den Operateur sehr angenehm.

Wir reden über einen Schnitt auf der unteren Innenseite der Hand von 2,3 bis maximal 3 Zentimetern. Das ist sehr gering.

Worüber sich alle Patienten freuen: Es entstehen dabei kaum sichtbare Narben. Allerdings, das muss man wissen, machen diese Narben in der Tiefe des Gewebes gelegentlich Probleme bei bestimmten Bewegungen: beim Abstützen oder auch beim Auswringen und beim Schrauben.

In den meisten Fällen kommen die Patienten nach einer Operation des Karpaltunnelsyndroms mit leichten Schmerzmitteln aus. Wir verabreichen oft eine Kombination aus Ibuprofen und einem abschwellenden Wirkstoff. Die Hand auf der Höhe des Herzens zu halten und nicht hängen zu lassen, beschleunigt den Heilungsprozess ebenfalls. Ich empfehle unbedingt auch, die Finger viel zu bewegen, damit der Lymphfluss auch außerhalb der Physiotherapie gesteigert wird. Denn ein gut funktionierendes Lymphsystem beschleunigt den Wundheilungsprozess: Es reinigt uns von innen und in diesem Fall die Hände.

Die Heilungszeit eines Karpaltunnelsyndroms ist sehr berufsspezifisch. Der Feuerwehrmann, der Polizist und die Sekretärin sind nach der Operation sehr viel länger krankgeschrieben, weil sie ihre Hände immer und ständig brauchen. Der Rechtsanwalt hingegen, der nicht unbedingt selbst tippen oder mit der Hand schreiben muss, könnte am dritten Tag nach der Operation wieder arbeiten gehen.

Ein einmal operiertes Karpaltunnelsyndrom kommt übrigens sehr, sehr selten zurück. Ausnahmen – und die gibt es bekanntlich immer – sind Patienten mit Begleiterkrankungen und Patienten, bei denen sich der Nerv nach der Operation nicht vollständig regeneriert hat. Aber auch für dieses Problem findet sich meist eine Lösung.

Als Arzt kann ich Ihnen versprechen: Es gibt ein Licht am Ende des Karpaltunnels.

Das macht mich glücklich und zufrieden. Und meine Patienten hoffentlich auch.

SPRINGENDER FINGER – WOHIN UND WARUM?

Der springende Finger spielt in der Champions League der Erkrankungen, die mir im täglichen Leben in meiner Praxis begegnen, in den Top fünf. Wahrscheinlich belegt er sogar den dritten Platz.

Was nach besonders beweglicher Handakrobatik klingt oder zumindest sehr amüsant, ist in den allermeisten Fällen das genaue Gegenteil davon. Der springende, schnellende Finger, auch Schnappfinger genannt, ist eine schmerzhafte und unschöne Angelegenheit. Und außerdem leider alles andere als selten.

Von 100 000 Menschen erkranken rund 28 pro Jahr neu. Wir können davon ausgehen, dass 2,6 Prozent der Bevölkerung mindestens einmal im Leben unter einem sogenannten – falls Sie Ihren Nachbarn beeindrucken wollen – *Digitus saltans* leiden. Wenn Sie noch mehr Fachwissen in die Hand nehmen wollen, dann beschreiben Sie Ihr Leiden als *Tendovaginitis stenosans,* was so viel bedeutet wie einengende Sehnenscheidenentzündung. Und schon wird klar, warum wir es hier mit einer teilweise sehr schmerzhaften Erkrankung zu tun haben.

Was am Finger sichtbar wird, entsteht oft schon viel weiter unten. Am häufigsten tritt das Leiden am Grundgelenk der Finger in der Sehnenscheide der Handinnenfläche auf. Und es macht vor keinem Finger halt – jeder einzelne, auch der Daumen, kann betroffen sein.

Wie entsteht das Problem? Die Beugesehne, also die Sehne, die den einzelnen Finger krümmt, verläuft durch eine Art Tunnelsystem, damit sie möglichst nah am Knochen gehalten wird. Wir sprechen in der Medizin von einem Ringbandsystem, das beugeseitig über den gesamten Finger verläuft. An jedem einzelnen Finger finden sich vier bis fünf Ringbänder, die als A1, A2, A3, A4 und A5 bezeichnet werden.

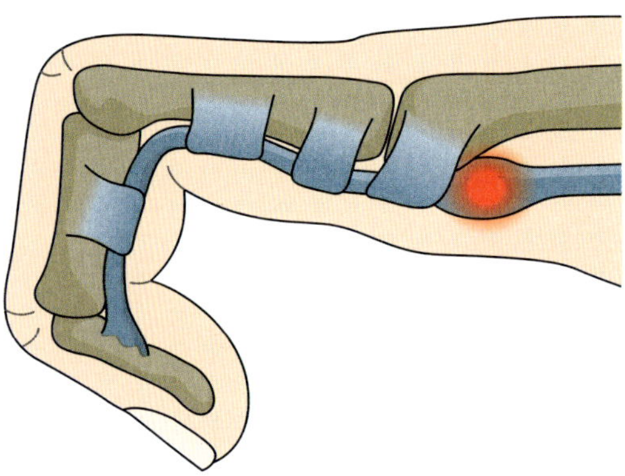

Das Ringbandsystem mit geschwollener Beugesehne

Es ist eigentlich ganz simpel: Stellen Sie sich das Ösensystem an einer Zeltstange vor. Oder gucken Sie sich Ihre Vorhänge im Wohnzimmer genauer an – dann wissen Sie, wie der Hase oder in diesem Fall die Sehne läuft. Mit jeder einzelnen Bewegung der Finger bewegen sich die Sehnen durch die einzelnen Ringbänder. So weit, so gut, so normal. Doch nun kommen wir zum unnormalen Fall und der Erkrankung.

Wir beobachten, dass sich die Sehne an einer Stelle entzündet und verdickt. Dadurch passt sie, ganz klar, irgendwann nicht mehr reibungslos durch das Ringband und die Flexibilität des Fingers wird eingeschränkt. Der Finger kann sich erst nur noch mühsam, später gar nicht mehr bewegen. Und Sie ahnen es schon – er verbleibt irgendwann in einer gekrümmten Position. Eine eigenständige Bewegung ist im schlimmsten Fall nicht mehr möglich. Und dramatischer noch: Die Erkrankung befeuert sich selbst. Je häufiger die verdickte Sehne durch das Ringband gezwungen wird, umso mehr Reibung entsteht, umso mehr entzündet sie sich und umso mehr Schmerz entsteht.

Sie denken jetzt vielleicht bei der Symptomatik einzelner, nicht beweglicher Finger an eine andere Erkrankung, weil Sie selbst betroffen sind oder aufmerksam gelesen haben. Sie haben recht. Aber der wesentliche

Unterschied zur Dupuytren'schen Erkrankung, zu der wir später noch kommen, ist: Wir können unseren aus der Kontrolle geratenen springenden Finger zunächst selbst wieder in eine normale Position bringen. Ich sage »zunächst«, weil das am Ende auch nicht mehr funktioniert. Je weiter die Erkrankung voranschreitet, umso weniger lässt sie sich ohne ärztliche Hilfe kontrollieren.

Lassen Sie uns einen genaueren Blick darauf werfen. Wir unterscheiden beim springenden Finger insgesamt vier Stadien. Das erste ist wie immer das am wenigsten dramatische. Sie können mit etwas Übung oder Vorwissen fühlen, dass die Sehne nicht normal verläuft. Vielleicht bemerken Sie selbst auch ein kleines, bewegliches Knötchen auf der Sehne. Ansonsten gibt es in dieser frühen Phase allerdings zunächst kaum Komplikationen – und die wenigsten Patienten sehen Handlungsbedarf.

Viele Betroffene denken zu diesem Zeitpunkt sogar noch, sie können sich mit Massagen oder mit Salben selbst helfen. Oder durch Bewegungsvermeidung löse sich das Problem schon wieder von allein. Viele Patienten glauben auch, es handele sich in Wahrheit eher um ein Gelenkproblem. Denn das Schnappen oder Springen nehmen die meisten Betroffenen ja im Mittelgelenk des Fingers wahr.

Vergessen Sie bitte gleich wieder, was ich Ihnen jetzt sage: Ich kenne sogar Patienten, die den Finger eingeschnappt lassen. Nicht, weil sie sich nicht wieder vertragen wollen, nein, weil er sie nicht stört. Das ist natürlich keine Lösung, weil sich in diesem Fall die Sehnen, Bänder und Muskeln verkürzen, somit weitere Probleme und letztlich auch Schmerzen entstehen.

Aber zurück zu den einzelnen Stufen.

Im zweiten Stadium rastet der Finger nach einer Bewegung oder Krümmung der Hand ein, er kann sich aber noch aus eigener, erhöhter Kraft wieder aus seiner misslichen Lage befreien. Dadurch entsteht erstmals das symptomatische Springen, nämlich immer dann, wenn sich die verdickte Sehne zurück durch das Ringband schiebt.

Sprechen wir von Stadium drei, lässt sich der Finger nur mithilfe der anderen Hand wieder in seine normale Position bringen.

Und Stadium vier bedeutet – Sie ahnen es schon –, dass sich der Finger schließlich gar nicht wieder in seine normale Position aufrichten lässt. Und spätestens dann sitzen Sie hoffentlich vor mir oder meinen Kollegen.

Wie Sie sehen, wissen wir eigentlich ziemlich viel über den springenden Finger. Nur ein Detail wissen wir trotz intensiver Forschung nicht genau – warum der Finger überschnappt. In den 1990er-Jahren gab es eine große Studie, an der ich selbst mitgewirkt habe. Wir wollten herausfinden, ob das Ausgangsproblem die sich verdickenden Sehnen oder möglicherweise doch eher die sich verengenden Ringbänder sind. Ich würde Ihnen gerne andere Ergebnisse präsentieren, aber die Studie kam zu keinem zufriedenstellenden Ergebnis. Noch dramatischer: Es kam nichts heraus. Gar nichts.

Wir beobachten, dass das Phänomen überwiegend morgens auftritt.

Das lässt sich noch relativ einfach erklären. Entzündetes, gereiztes Gewebe verhält sich in der Nacht wie ein Hefeteig: Es schwillt an. Und auf unseren Finger bezogen bedeutet das: Die morgendlichen ersten Bewegungen verlaufen schwerer.

Mit Glück und nach einigen Bewegungen verteilen sich die Schleimhäute dann wieder und die Bewegungen lassen sich einfacher bewerkstelligen. So können viele Patienten beobachten, dass der betroffene Finger tagsüber Ruhe gibt und erst am nächsten Morgen wieder anfängt zu springen.

Was lässt sich außerdem über die Patienten sagen?

Wir wissen, dass Frauen ungefähr sechsmal so häufig von springenden Fingern betroffen sind als Männer.

Es lässt sich ebenfalls ablesen, dass bei Diabetikern die Erkrankungsrate höher liegt, nämlich bei zehn Prozent. Aus meiner Praxis kann ich sagen: Am häufigsten ist der Ringfinger betroffen, am zweithäufigsten der Daumen.

Das einzig gute Ergebnis an dem Nichtergebnis der Studie ist: Es gibt nicht nur keine besonderen Erkenntnisse, es gibt ebenfalls keine bekannten Risikogruppen.

Im Internet ist manchmal davon zu lesen, dass bestimmte Sportler, Menschen, die viel mit Tastaturen arbeiten, oder Musiker stärker betroffen sind. Bestimmte Menschen, die ihre Finger also stärker beanspruchen als andere. Das kann ich auch mit mehreren Jahrzehnten Erfahrung und mit all meinen Patienten, deren Springfinger ich behandelt habe, nicht bestätigen. Manchmal wird gesagt, dass Kletterer häufiger betroffen sind. Aber auch da lässt sich keine wirkliche Signifikanz nachweisen.

Es gibt übrigens Menschen, die mit einem springenden Finger geboren werden, mit einem *Pollex flexus congenitus*. Diese Kinder werden operiert, und danach ist alles gut. Aber nur dann. Denn jetzt kommt der Moment, in dem alle Betroffenen wirklich tapfer sein müssen: Eine wirkliche Therapie mit garantierter Heilung gibt es nicht.

Wir versuchen, zunächst mit konservativer Therapie, sprich mit Physio- und Ergotherapie, eine Verbesserung der Beweglichkeit zu erreichen. Ebenfalls hilfreich ist es, wenn wir versuchen, Muskelspannungen abzubauen.

Wir können außerdem mit bis zu drei Injektionen aus Kortison und Betäubungsmitteln in die Sehnenscheide helfen, die dortige Entzündung und die dadurch verbundene Schwellung abzubauen. Davon profitieren viele Patienten zunächst, weil sie meist sechs bis acht Wochen keinen Schmerz und durch die abgeschwollene Sehne auch kein Springen erleiden müssen. Aber oft geht das ganze Spiel irgendwann wieder von vorne los. Bei einigen Patienten früher, bei anderen später.

Wenn der Leidensdruck irgendwann immer höher und die Genesung immer weniger nachhaltig ist, hilft wie so oft in der Medizin nur das Skalpell. Wer sich nach den ausgeschöpften konservativen Behandlungsmethoden für eine Operation entscheidet, dem kann immerhin dauerhaft geholfen werden. Wir operieren den springenden Finger heute idealerweise minimalinvasiv.

Ohne zu übertreiben, würde ich behaupten, dass wir die Angelegenheit in fünf Minuten regeln können. Das Zunähen dauert länger als die Behebung des Problems. Ein acht Millimeter großer Schnitt und die anschließende Durchtrennung des ersten Ringbandes bringt in der Regel dauerhafte Erleichterung – Ihr Finger wird nun ganz sicher nicht mehr springen.

Warum das so ist? Durch das durchtrennte erste Ringband ist an dieser sensiblen Stelle wieder mehr Platz und Bewegung möglich, sodass die Sehne wieder ungehindert hin- und zurückgleiten kann – ohne dass der Finger einschnappt.

Egal, wie klein oder groß eine Operation ist – jeder würde sie gerne vermeiden. Patienten und Ärzte gleichermaßen übrigens. Die OP sollte zunächst das letzte Mittel der Wahl sein. Ich glaube übrigens auch, dass zu häufig zu schnell operiert wird. Und das liegt nicht nur an den Ärzten. Eine konservative Therapie, ohne Operation, benötigt die aktive Mithilfe des Patienten. Ein Patient, der alles dafür tun würde, nicht operiert zu werden, wird meistens auch schneller wieder gesund.

Fast jeder Patient, der wegen einem springenden Finger operiert werden muss, fragt mich vor diesem Eingriff, ob man wirklich das Ringband durchtrennen sollte und ob man es nicht doch für andere Funktionen gebrauchen könne. Die Antwort ist einfach: **Nein!**

Man kann sich das relativ einfach schematisch vorstellen. Wenn ich ein Paket aufschneide, dann stehen die Deckel nach oben ab – und im Karton ist dadurch mehr Platz. Wenn ich anschließend ohne Druck nach unten einen neuen Klebestreifen verwende, um den Karton wieder zu verschließen, dann ist der Deckel mit mehr Platz nach oben wieder zu. Aber unten ist mehr Platz im Paket.

Das Ringband verhält sich nach der Operation wie ein halb geöffneter Karton. Es verheilt in seiner neuen Position. Und Ihre Sehne gibt Ruhe.

Es ist also mal wieder Zeit für eine gute Nachricht: Ein einmal operierter springender Finger tanzt nie wieder aus der Reihe. Ich habe weit über 2000 springende Finger minimalinvasiv operiert. Es ist eine sehr zuverlässige Methode. Auch offen operiert haben wir es nur mit einer kleinen Wunde zu tun.

Es gibt Einzelfälle, bei denen auch mal das nächste, also das zweite, Ringband betroffen sein kann. Aber diese Fälle sind so selten, dass wir sie – ohne dabei ein schlechtes Gewissen zu haben – vernachlässigen können.

Allerdings – und das ist nochmals eine minimal schlechte Nachricht: Der springende Finger ist zu zehn bis zwölf Prozent mit dem Karpaltunnelsyndrom vergesellschaftet. Wer also einmal in seinem Leben an einem Karpaltunnelsyndrom erkrankt ist, bekommt später möglicherweise auch einen springenden Finger. Ich würde Ihnen gerne erklären, warum. Aber auch das wissen wir nicht.

GUTE BRÜCHE, SCHLECHTE BRÜCHE

Sie werden jetzt denken, dass es immer schlecht ist, wenn Sie sich etwas brechen. Ein Bruch tut weh, schränkt Sie ein und zieht Sie im Regelfall wochenlang aus dem Verkehr. Sie haben nicht ganz unrecht, aber eben auch nicht vollkommen recht. Denn auf die Feinheiten kommt es an – ganz besonders beim Knochenbruch.

Ich gebe zu, dass ich Sie vermutlich nicht dazu bringen kann, dass Sie sich aus Überzeugung und freiwillig etwas brechen möchten, damit ich Ihnen mit dem Satz »Machen Sie sich keine Sorgen, Sie haben einen guten Bruch ...« gegenübersitzen kann. Das wäre auch nicht meine Absicht. Und dennoch gibt es Brüche, die fast wie von selbst heilen. Und zwar ohne dass Sie hinterher jemals wieder einen Gedanken daran verschwenden müssen. Eine Sache noch vorweg, damit Sie nicht denken, ich

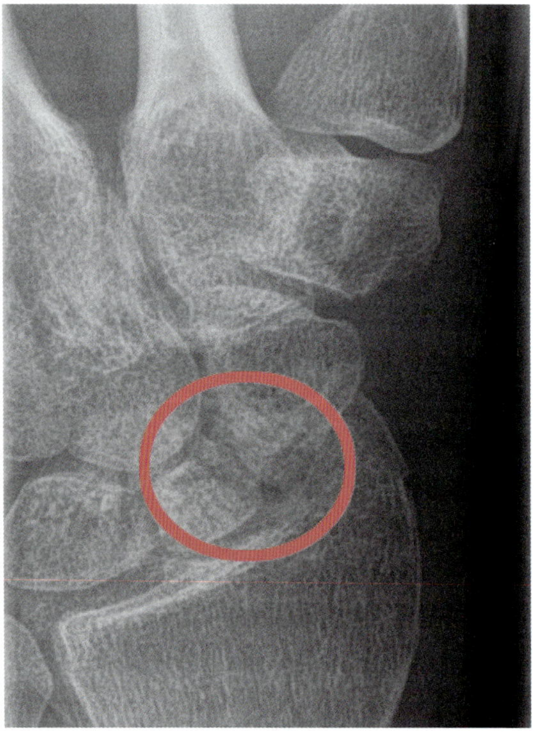

Guter Bruch am Kahnbein

nehme Sie auf den Arm. Egal, ob ein Bruch gut oder schlecht ist – er führt zur Ruhigstellung der Hand. Und das ist grundsätzlich natürlich immer schlecht.

Wenn das diffizile System Hand nicht mehr bewegt wird, dann führt das zwangsläufig dazu, dass Strukturen verkleben, verkürzen und zu einer Bewegungseinschränkung führen. Das Ergebnis sind oft Schmerzen und eine erforderliche physiotherapeutische Nachbehandlung. Manchmal kommt es auch zu einer eingeschränkten Beweglichkeit oder einem funktionellen Defizit.

Was also ist ein guter Bruch? Ein guter Bruch ist ein Bruch, der die Struktur des Knochens zerstört hat, der aber die gebrochenen Knochenteile nicht weit auseinanderstehen lässt.

Der häufigste gute Bruch, der mir in die Hände kommt, ist der nicht zu operierende Bruch des Fingerendglieds. Das ist der Teil, an dem die Strecksehne hängt. Diese Brüche werden mittels einer Fingerhülse ruhiggestellt und heilen von allein.

Ein guter Bruch kann trotz Operation sofort übungs- oder bewegungsstabil versorgt werden. Ein gebrochener Finger, den Sie bei einer Ballsportart erleiden, wird Ihnen deshalb in aller Regel nur wenig Probleme machen. Die biologische Heilungszeit eines Knochens beträgt immer sechs Wochen. Danach ist der Knochen wieder so stabil wie vorher. Es variieren lediglich die Nachbehandlung und deren Dauer. Aber dazu komme ich später noch.

Ein Mittelhandbruch kann ebenfalls ein guter Bruch sein.

Ich versuche, es Ihnen noch mal deutlicher zu erklären. Stellen Sie sich vor, Sie erleiden einen Sturz beim Skilaufen. Es ist schlimm, aber kein Beinbruch. Eine anschließende schnelle Versorgung mit einer Platte oder mit Schrauben kann so stabil sein, dass für eine anschließende, normale Handbeweglichkeit lediglich eine Ruhigstellung bis zum Abschluss der Wundheilung benötigt wird, also in etwa zwölf Tage lang. Danach kann die Hand schon wieder fast wie vorher eingesetzt werden und Sie ahnen es bereits: Eine frühe Wiederherstellung der Beweglichkeit beschleunigt auch insgesamt die Heilung.

Wenn wir über Brüche sprechen und speziell nur die Hände betrachten – also den sehr gängigen Speichenbruch außen vor lassen, den der Volksmund übrigens gern als Handgelenksbruch bezeichnet –, dann

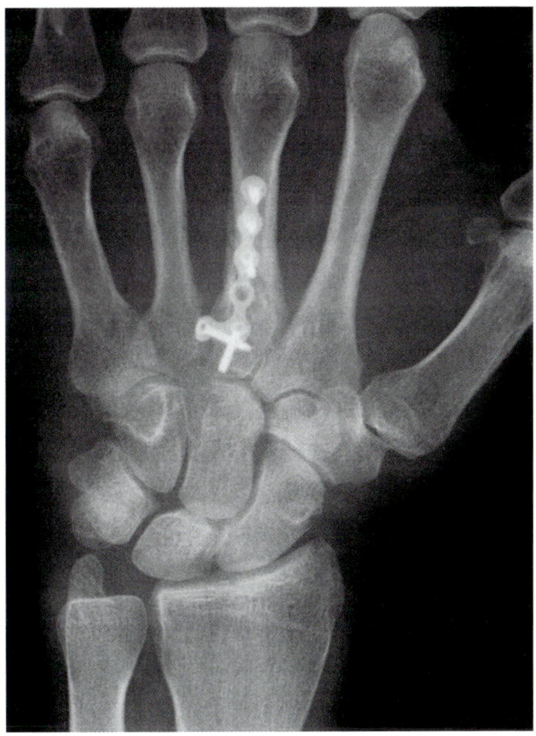

Röntgenbild Mittelhandverplattung

zählt der Kahnbeinbruch zu den häufigsten Brüchen an der Hand.

Das Kahnbein steht nicht im Tor des 1. FC Bayern München, das wäre auch zu schön, es befindet sich unmittelbar an der Handwurzel, und zwar in Verlängerung des Daumens in Richtung des Handgelenks. Wenn Sie mit dem Daumen der anderen Hand über die Region fahren, merken Sie: Das sogenannte *Tuberculum ossis scaphoidei,* der Kahnbeinhöcker, steht dort an dieser sehr sensiblen Stelle etwas hervor. Wir brechen uns das Kahnbein relativ häufig, wenn wir uns mit der flachen Hand bei einem Sturz abstützen oder wenn die Hand in der Streckung zum Beispiel in der Folge unglücklicher Bewegungen in Ballsportarten abknickt. Die Finger bieten wenig Schutz, sie können den Sturz oder den Ball nicht ausreichend abfedern – und schon bricht das Kahnbein.

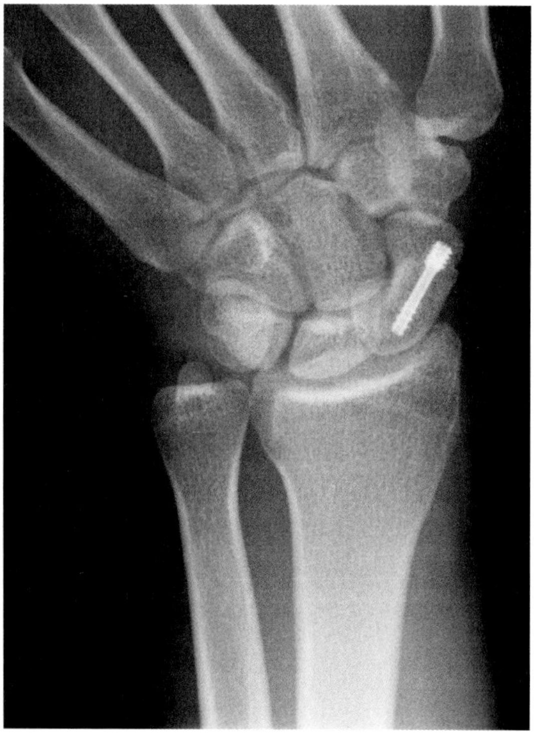

Röntgenbild Kahnbein mit Schraube

Das Unangenehme dabei: Wir merken oft gar nicht, dass wir uns etwas gebrochen haben, oder besser gesagt: was wir uns gebrochen haben. Denn ein Kahnbeinbruch verursacht natürlich Schmerzen, allerdings keine so gewaltigen, wie sie sich ein Mensch bei einem Knochenbruch vorstellt. Der Laie, das höre ich sehr oft, denkt in der Regel: Ich habe mir das Handgelenk verstaucht ...

Dabei kann das Kahnbein auch sehr unglücklich brechen. Beispielsweise so, dass es weit auseinanderstehend verschoben ist. Man kann sich das vielleicht am besten so vorstellen, als würde bei einer Tasse ein Stück Porzellan herausbrechen. Und wahrscheinlich merken Sie dann auch, dass Sie mehr haben als eine Verstauchung.

Aber das Kahnbein kann eben auch so brechen, dass Sie es kaum bemerken. Denken Sie einfach wieder an Ihre Kaffeetasse: Die hat vielleicht einfach nur einen kleinen, feinen Riss, den Sie kaum bemerken, weil er im ersten Moment außer optischen keine weiteren Probleme verursacht. Deshalb trinken Sie Ihren Kaffee einfach jeden Tag weiter problemlos aus ihr. Und genau diese scheinbare Unauffälligkeit eines Kahnbeinbruchs führt zu zwei Problemen: Entweder geht der Patient gar nicht erst zum Arzt, weil er ja keinen Bruch vermutet. Und weil der Schmerz oft nach zwei Wochen spürbar nachlässt, wird der Arzt dann erst recht nicht mehr aufgesucht.

Das zweite Problem: Auch wenn der Patient zum Arzt geht, um seine Hand untersuchen zu lassen, wird der Kahnbeinbruch oft trotzdem nicht erkannt. Nicht, weil wir Ärzte nicht gründlich genug wären oder zu wenig Zeit hätten. Nein, man sieht ihn auf dem ersten Röntgenbild einfach nicht. Deswegen bestellt der erfahrene Handchirurg diese Patienten zehn Tage nach dem Erstbesuch noch einmal ein und nimmt bis dahin eine prophylaktische Ruhigstellung des Handgelenks vor.

Nach diesen zehn Tagen wird noch einmal eine Röntgenaufnahme erstellt, ein Kontrollbild, auf dem man die Bruchlinie schon sehr viel besser sehen kann. Warum das so ist? Innerhalb dieser zehn Tage treten sogenannte Resorptionslinien an der Bruchstelle des Knochens auf, die keinen Zweifel an einem Bruch mehr zulassen und die Diagnose eindeutig werden lassen.

Aber, und das ist ein wichtiger Punkt: Für diese eindeutige Diagnose ist es unbedingt notwendig, dass der Patient nach zehn Tagen noch einmal in die Praxis zur Kontrolluntersuchung kommt. Doch was macht der Patient, der eventuell einen Bruch, jedoch eigentlich keine Schmerzen hat? Er kommt nicht wieder.

Natürlich nutzen erfahrene Handchirurgen, wenn sie sich bei einem Kahnbeinbruch nicht sicher sind, bei einem untersuchungsbedingten, dringenden Verdacht, dass das Kahnbein doch gebrochen ist, eines der Schichtverfahren, also eine Computertomografie oder ein MRT. Ich würde dringend dazu raten.

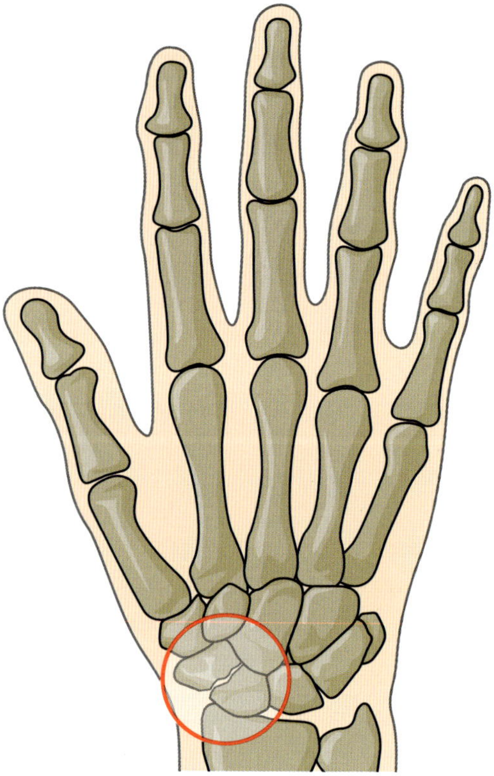

Kahnbeinbruch

Unglücklicherweise ist das Kahnbein der Knochen in unserem Körper, der am schlechtesten heilt, wenn er nicht mindestens ruhiggestellt wird. Denn durch die schwache Gefäßversorgung, die Ernährung des Knochens durch Blut, erholt sich der Knochen generell sehr schlecht. Das ist die besondere Gefahr des eigentlich so harmlos wirkenden Kahnbeinbruchs. Und Sie ahnen es schon: Was wir nicht sofort oder erst sehr spät bemerken, wird wegen der hohen Nichtheilungsrate zum schlechten Bruch. Einem sehr schlechten sogar.

Warum das so ist? Wenn der Betroffene den Bruch nicht als solchen wahrnimmt, ihn ignoriert und erst nach Jahren mit den Folgen eines nicht erkannten Bruches zu kämpfen hat, werden die Probleme sehr viel größer, als sie eigentlich sein müssten.

Ein klassisches Beispiel ist, wenn als Spätfolgen plötzlich Arthrosen an oder in der Umgebung der Bruchstelle entstehen, die ohne den nicht erkannten Bruch niemals aufgetreten wären.

Generell gilt: Schlechte Brüche sind operationsbedürftig, haben mehrere Fragmente, sind oft weit auseinanderstehend und nicht selten nicht erkannte und dadurch schlecht heilende Brüche. Probleme durch schlechte Brüche treten früher oder später immer auf, weil durch das unerkannt gebrochene Gelenk eine Instabilität entsteht, die Folgeerkrankungen nach sich zieht.

Die Heilungschancen eines schlechten Bruches sind langwierig. Oftmals müssen die Gelenke über sechs Wochen mit Gips immobilisiert, also ruhiggestellt, werden. In aller Regel folgt danach eine mindestens ebenso lange Physiotherapie, manchmal dauert diese sogar doppelt so lang.

Je später ein Bruch operiert wird, umso schwieriger wird der Eingriff übrigens auch, weil der Operationsaufwand höher ist. In der Regel haben spät entdeckte Brüche bereits über die Bruchenden schon eine Bindegewebsmasse gelegt, die bei der Operation entfernt werden muss. Dadurch entsteht eine Lücke, die mich daran hindert, die beiden Enden einfach so zusammenzuziehen. Das bedeutet häufig, dass Ersatzmaterial eingefügt werden muss. In aller Regel nimmt man körpereigenes Material aus den Beckenknochen, wodurch diese Eingriffe allerdings extrem aufwendig und die Heilungschancen verringert werden.

Absolute Klassiker bei Brüchen an der Hand sind der Mittelhandbruch und der sogenannte Faustschlagbruch, bei dem das Gelenkköpfchen des fünften Mittelhandknochens nach unten abknickt, also wegbricht. Letzterer ist in aller Regel auch ein schlechter Bruch, weil er fast immer operiert werden muss.

Was Hollywood uns bei diesen auch akustisch sehr amüsanten Schlägereien suggeriert, nämlich dass sie für den Schläger und für den Geschlagenen meist gut ausgehen, ist vollkommener Quatsch. Ich habe in über drei Jahrzehnten meiner Tätigkeit niemanden gesehen, der einen Faustschlag ins Gesicht ohne Verletzung überstanden hat.

Es gibt tatsächlich relativ viele Menschen, die aus Wut, Aggression oder Frustration mit der Faust gegen die Wand schlagen, gegen den Spiegel oder gegen die Tür. Diejenigen, die einer anderen Person auf Deutsch gesagt die Fresse poliert und sich dabei etwas gebrochen haben, erkennt man daran, dass sie in aller Regel einen Zahnabdruck an der Hand haben. Und der verrät letztendlich dann auch, dass es eben nicht die Wand war, die sie geschlagen haben, sondern den Nachbarn.

Merken Sie sich also Folgendes: Bei Brüchen, aber auch bei anderen Verletzungen ist Zeit der wichtigste Faktor. Wenn etwas frisch versorgt werden kann, sind die Heilungschancen am höchsten. Eine schnelle, frühe Versorgung eines Bruches ist eine Reparatur. Eine späte, operative Versorgung kann immer nur eine Rekonstruktion sein.

DAUMENAPLASIE – EINER FEHLT

Ich kann es nicht oft genug erwähnen: Der Daumen spielt für unsere Hand eine zentrale Rolle. Ich behaupte: Ohne ihn hätten wir – verzeihen Sie mir den Scherz – kein glückliches Händchen im Alltag.

Der Daumen ist der Gegenspieler aller anderen Finger und ist deshalb nicht nur sehr wichtig für die Greiffunktion. Er macht allein durch seine bloße Anwesenheit unsere Hand zu dem technisch ausgefeilten Meisterwerk, das sie nun einmal ist und das bis heute trotz zahlreicher technischer Innovationen der modernen Prothetik unerreicht bleibt.

Nichtsdestotrotz konfrontiert uns die Natur immer wieder mit herausfordernden Situationen. Aus medizinischer und speziell handchirurgischer Sicht ist eine davon die Daumenaplasie. Sie müssen nicht erst nachschlagen, ich sage Ihnen, was das ist: Wir sprechen von einer Daumenaplasie, wenn Kinder ohne Daumen geboren werden.

Wir wissen nicht, warum, aber der Daumen fehlt einfach. Es passiert nicht oft, aber es passiert immer wieder. So, wie es ganz viele andere angeborene Deformitäten gibt, wie zum Beispiel, dass wir mit zu vielen Fingern auf die Welt kommen, mit unterentwickelten Fingern, mit zwei- oder dreigeteilten Fingern, und so kommt es auch immer wieder vor, dass ein Finger einfach gar nicht vorhanden ist. Wir unterscheiden in diesem Fall zwischen unterschiedlichen Ausprägungen. Manchmal fehlt der Mittelhandknochen und außerdem noch beide Daumenglieder. Manchmal hingegen fehlen nur die Daumenglieder. In jedem Fall, also egal, welche Glieder fehlen, geht die Funktion des Daumens und somit letztlich auch die der ganzen Hand verloren.

Die Daumenaplasie ist für alle Betroffenen und ganz besonders für Eltern eines Neugeborenen immer erst mal ein Schock. Und dennoch ergibt sich eine aus medizinischer Sicht fast ideale Chance, die Erkrankung zu behandeln. Ich meine das jetzt vollkommen ernst und frei von jeder Ironie, die sich vermutlich jeder Arzt im Laufe seiner Karriere aneignet: Wir können die restliche Hand als Ersatzteillager verwenden.

Verstehen Sie mich nicht falsch – auch die moderne Medizin kann aus vier Fingern keine fünf zaubern. Aber wir können heute den fehlenden Daumen ersetzen, und zwar mit relativ guten Ergebnissen. Das Mittel der Wahl ist eine sogenannte *Pollizisation*. Was entfernt nach »Polizeistation« klingt, hat tatsächlich unmittelbar mit dem Zeigefinger zu tun, den unsere Freunde und Helfer ja mitunter auch mal gegen uns erheben. Aber im Ernst: Wir opfern den Zeigefinger, um ihn zu einem Daumen, dem *Pollex,* umzufunktionieren. Das klingt nach Science-Fiction, ist es aber nicht. Dass wir den Zeigefinger opfern, ist freilich etwas zu dramatisch formuliert. Sagen wir lieber, dass wir dem Zeigefinger helfen, in Richtung der Daumenposition umzuziehen.

Sie glauben jetzt vielleicht, das könne doch gar nicht sein. Und wer möchte das schon? Das auch für mich immer wieder interessante Detail an diesen Eingriffen ist, dass es hinterher so gut wie niemandem auffällt, dass die Betroffenen eigentlich nur noch drei Finger und einen neuen Daumen haben. Ähnliches bestätigen mir auch meine Patienten immer wieder.

Sie glauben mir nicht? Dann beantworten Sie mir doch mal folgende Frage: Wie viele Finger hat Micky Maus? So viele wie wir? Oder sind es vielleicht doch weniger? Richtig! Micky Maus hat drei Finger und einen Daumen, nicht vier.

Warum das so ist, kann ich nicht beantworten. Ob Micky Maus auch eine Daumenaplasie mit anschließender Pollizisation hinter sich hat, weiß ich nicht. Aber diese Hände, die nicht ganz komplett sind, sehen wir bei ganz vielen Comicfiguren.

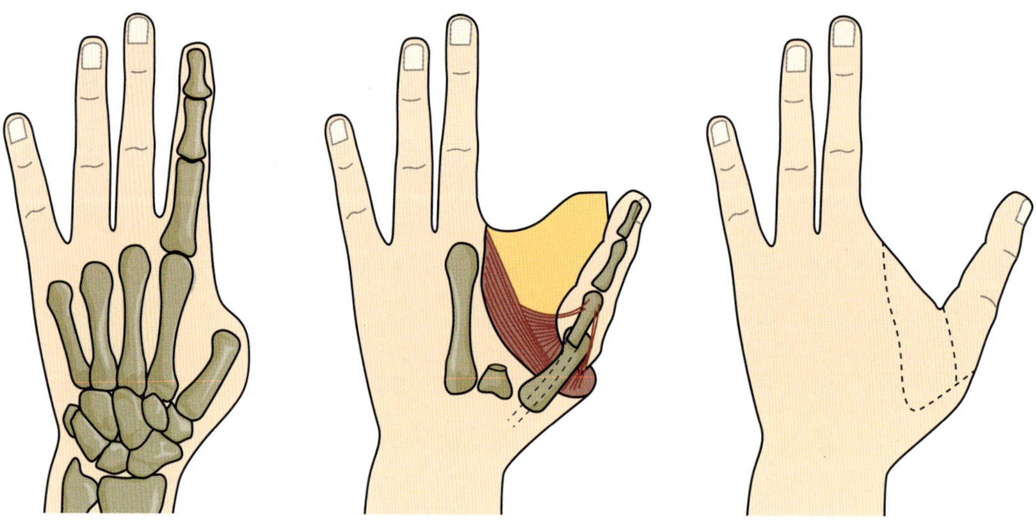

Wie aus dem Zeigefinger ein Daumen wird

Ich bin mir nicht sicher, ob die Schöpfer möglicherweise daran gedacht haben, behinderte Menschen nicht auszugrenzen. Vielleicht steckt dahinter auch einfach bloß der im Kern richtige Gedanke, dass man gar nicht alle vier Finger braucht – und den Zeigefinger am allerwenigsten.

Kehren wir zurück zur Daumenaplasie. Wenn Kinder also ohne den Daumen zur Welt kommen, können wir ab einem bestimmten Alter – ich empfehle möglichst früh im ersten Lebensjahr – den Eingriff vornehmen, der ihr ganzes weiteres Leben beeinflussen wird. Theoretisch gibt es für diese Operation keine Beschränkungen, wir gehen lediglich als Mindestvoraussetzung davon aus, dass die Knochen ausreichend entwickelt sein müssen, um den Eingriff vorzunehmen. Wir führen die Operation optimalerweise in jungen Jahren durch, weil dann die Entwicklung noch am wenigsten verzögert ist.

Die eigentliche Operation ist wahrscheinlich auch für Laien relativ einfach nachzuvollziehen, dabei ist sie im Gegenzug für den Operateur unglaublich kompliziert. Sie nimmt zwischen zwei und vier Stunden in Anspruch. Das kann man nie so genau im Voraus sagen. Ein Vorteil ist übrigens – und deshalb sollte sich jeder Handchirurg mit ihr vertraut machen –, dass sie nicht nur bei einem angeborenen Fehlen des Daumens angewendet werden kann, sondern auch bei sogenannten traumatischen Verlusten, also beispielsweise einem Unfall. Falls Sie es genau wissen wollen: Die Klassiker aus meinem Alltag in der Praxis oder im Krankenhaus wären Verluste durch eine Kreissäge oder durch eine Axt.

Ich weiß, allein der Gedanke daran schmerzt schon sehr, aber in diesen Fällen muss man wirklich sagen: Wir bekommen das wieder hin. In meiner Zeit in der Klinik habe ich diesen Eingriff bestimmt 25 Mal durchgeführt. Verstehen Sie mich nicht falsch: Diese Operation macht dem Handchirurgen Spaß, weil sie einerseits eine große Herausforderung für ihn ist und er aber andererseits weiß, dass er dem Patienten unglaublich helfen kann. Man verleiht dem Patienten wieder eine Handfunktion. Und dieser Gedanke ist sehr erfüllend und erinnert mich oft daran, was meine eigentliche Aufgabe als Arzt ist.

Wie gehen wir bei einer Pollizisation also vor? Vereinfacht dargestellt können wir sagen: Wir setzen den Zeigefinger mit allem Drum und Dran auf die Position des eigentlichen Daumens. Die Nerven, die Sehnen und die Gefäße des Fingers werden dabei einfach mit umgesetzt. Keine bestehende, funktionierende Struktur muss für den Eingriff durchtrennt werden, dadurch erhalten wir nach der Operation optimale Ergebnisse und einen nahezu nahtlosen Anschluss. Manchmal kommt es vor, dass ein Rest des Daumengrundgelenks vorhanden ist, dann wäre der Eingriff noch etwas einfacher. Der Zeigefinger, der ein Daumen wird, zieht übrigens nicht mit seinen drei Gelenken um, sondern erhält in seiner neuen Funktion ebenfalls wie von der Natur vorgesehen nur zwei.

Jetzt werden Sie mich vielleicht fragen: Muss das denn sein? Ist nicht jede Operation auch ein Risiko? Sicherlich könnte man davon ausgehen, dass Menschen, die ohne einen Daumen geboren werden, den Gebrauch ihrer nicht kompletten Hand auch ohne ihn erlernen können. Und natürlich ist es so, dass die Menschen sich an eine Hand ohne Daumen gewöhnen können, wie Blinde an eine Welt ohne Licht und Gehörlose an ein Leben in der Stille. Aber bestimmte Handgriffe lassen sich ohne Daumen eben doch nicht so gut ausführen. Und das in meinen Augen weitaus größere Problem ist, dass ein fehlender Daumen zu einer Unterentwicklung der gesamten Extremität führt.

Das heißt, wenn man seine Hand von klein auf aufgrund eines fehlenden Daumens nicht so benutzen kann, wie die Natur es vorgesehen hat, dann führt die Minderbenutzung zu einem entwicklungshemmenden Reiz auf den Arm. Zwar würde man seine Hand anders benutzen und vielleicht auch mehr Kraft einsetzen müssen, dennoch reicht dieser Reiz nicht aus, um den Arm voll zu entwickeln. Damit der Knochen wächst, braucht er einen muskulären Reiz. Damit der Muskel wächst, braucht er einen Anstrengungsreiz. Und der fällt weg, weil ich die Hand nicht komplett dafür benutze.

Sicherlich hätte man mit einem unterentwickelten Arm trotzdem noch einen normalen Bewegungsumfang des Handgelenks, des Ellenbogens und auch der Schulter. Aber eben alles in einem geringeren Ausmaß, wodurch Probleme entstehen. Sie werden mir zustimmen, dass es insgesamt natürlich auch von Vorteil ist, dass beide Arme gleich lang sind. Wir müssen nur einen Blick auf die Beine werfen, um zu erahnen, dass uns unterschiedliche Längen schnell Probleme bereiten.

Ob Sie es mir glauben oder nicht: Für die operierten Patienten macht es keinen Unterschied, ob der Zeigefinger seine eigentliche Position hat oder ob er die Stelle des Daumens einnimmt. Da die Sehnen umgelenkt werden, bewegt er sich nach der Operation auch wie ein Daumen. Natürlich funktioniert der Zeigefinger allein schon wegen seiner Maße nicht eins zu eins wie ein Daumen. Und trotzdem behaupte ich, dass die meisten Bedenken nur in unseren Köpfen auftauchen. Durch den Einsatz im Alltag lernen die Patienten ihre Hand relativ schnell neu kennen und habe nach einer Pollizisation keine wesentlichen funktionellen Einschränkungen.

Natürlich schließt sich einer Operation mindestens ein Jahr Physiotherapie an. Das ist klar. Und es ist sicherlich schwieriger, wieder an den Normalzustand heranzukommen, wenn man seinen Daumen im Erwachsenenalter durch einen Unfall verloren hat und seine Hand neu anlernen muss und nicht, wenn man ihn nie hatte und als Kind operiert wird. Dennoch würde ich immer zu diesem Eingriff raten.

Es gibt immer unterschiedliche Aspekte, die im Erwachsenenalter für oder gegen eine solche Operation sprechen.

Generell gilt: Je weniger vom Daumen noch vorhanden ist, umso mehr bietet es sich an, den Zeigefinger zu versetzen. Fehlt der Daumen beispielsweise nicht komplett, böte sich auch ein sogenannter Zehentransfer an. Das ist allerdings mit einem größeren Risiko behaftet, weil Nerven und Gefäße am Fuß gekappt werden, um anschließend an der Hand wieder angeschlossen zu werden. Sie werden es in den wenigsten Fällen bemerken, wenn Ihnen ein Mensch mit einem Zehentransfer gegenübersitzt.

Es gibt noch keine technisch ausgereiften Prothesen, die einen ganzen Finger voll funktionsfähig ersetzen könnten. Wir verwenden lediglich sogenannte Schmuckprothesen, die zum Einsatz kommen, wenn beispielsweise ein Endglied eines Fingers fehlt. Meistens sind sie aus Silikon und hervorragend gearbeitet, sodass man sie nicht sehen kann. Allerdings – und deshalb sind sie immer nur die zweite Lösung: Schmuckprothesen können nicht fühlen und können sich nicht richtig bewegen. Nach einer Pollizisation behandeln wir zunächst den Wundschmerz, bevor die Physiotherapie beginnen kann, und manchmal müssen wir uns auch um die Seele der Patienten kümmern. Wenn plötzlich ein Finger fehlt, muss man sich an die Situation erst mal gewöhnen. Wenn der neue Daumen erst einmal gut angewachsen ist, macht er keine Probleme mehr. Wenn die Operation im Kindesalter durchgeführt wird, dann wächst der neue Daumen auch mit.

Ich finde es schön, dass die Medizin heute die Möglichkeit hat, Teile des Körpers mit seinen eigenen Ressourcen zu ersetzen. Es braucht nicht immer Prothesen oder Kunstgelenke. Ich begleite meine Patienten, an denen ich eine Pollizisation durchgeführt habe, oft über Jahre. Fast alle von ihnen sind sehr zufrieden mit ihrer neuen Hand. Und keinem fehlt der Zeigefinger – egal ob erhoben oder nicht.

ARTHROSE IM DAUMENSATTELGELENK – DER GALOPPIERENDE SCHMERZ

Arthrose ist eine Volkskrankheit. Ich kann Ihnen gar nicht sagen, durch wie viele Patienten ich jeden Tag an den unterschiedlichsten Gelenken des Körpers Kontakt mit dieser sehr folgenreichen Krankheit habe. Ich schätze, dass 85 Prozent aller Besuche beim Orthopäden direkt oder indirekt auf einer Arthrose basieren. Sie sehen, ich könnte vermutlich ein ganzes Buch über die Arthrose schreiben. Und möchte mich dennoch in den nächsten beiden Kapiteln auf zwei ganz spezielle Formen beschränken. Fangen wir an mit der Arthrose im Daumensattelgelenk.

Wer beim Daumensattelgelenk an Pferde oder den Reitsport denkt, ist zwar gänzlich auf dem falschen Pfad, aber hat trotzdem immerhin ansatzweise eine Vorstellung von der Anatomie unserer Hand. Sie verstehen nur Bahnhof? Das macht nichts. Ich erkläre es Ihnen. Aber der Reihe nach. Das Daumensattelgelenk ist besser beschrieben mit dem Begriff »Daumenwurzelgelenk«. Zum einen finden die Menschen es dann viel schneller, weil sie es sich bildlich vorstellen können. Zum anderen spricht der Mediziner bei der Daumensattelgelenksarthrose auch von der sogenannten Rhizarthrose. Vielleicht erinnern Sie sich ja: Aus dem Griechischen übersetzt heißt *Rhizom* schlicht und einfach »Wurzel«.

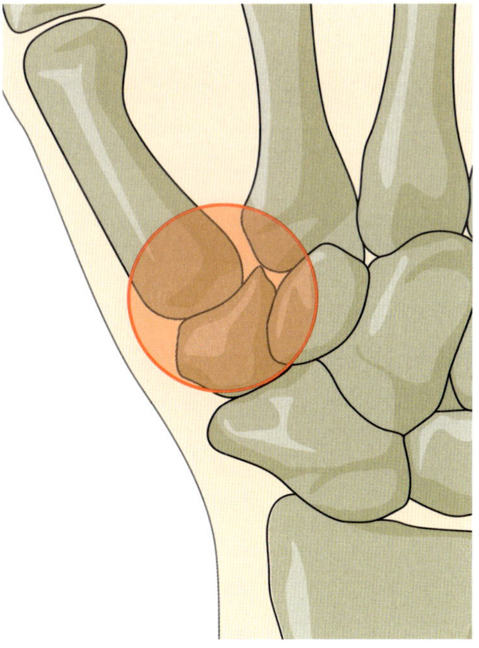

Das Daumensattelgelenk oder Daumenwurzelgelenk

Übrigens neigen sogar viele Fachleute zu dem Fehler, das Daumenwurzelgelenk mit dem Daumengrundgelenk zu verwechseln. Letzteres sitzt im Daumen allerdings eine Etage höher.

Man muss sich eigentlich nur Folgendes vor Augen führen: Alle Finger haben drei Glieder: ein Grundglied, ein Mittelglied und ein Endglied. Nur der Daumen hat lediglich zwei Glieder, nämlich das Grundglied und das Endglied. Dieser andere Knochen ganz unten am Daumen, von dem man annehmen könnte, es sei der dritte Daumengliedknochen, ist bereits der erste Mittelhandknochen.

Um Sie nicht vollends zu verwirren oder in den nächsten Volkshochschulkurs zu treiben: Der Daumensattel liegt ganz unten, auf dem der Daumen und – um es ganz korrekt zu sagen: auf dem der Mittelhandknochen – sitzt. Aha! Er sitzt! Und Sie sehen auf einmal: Das Bild mit dem Sattel ist wirklich gar nicht so abwegig. Jetzt, da wir uns der Region des Daumensattelgelenks angenähert haben, fragen Sie sich vielleicht, warum es sich hierbei um eine äußerst gefährdete Region Ihrer Hände handelt. Ich will es Ihnen sagen und ich kann dies eigentlich nicht oft genug wiederholen: Dieses Gelenk unterscheidet uns im Wesentlichen vom Affen, weil wir dadurch den Daumen opponieren können und ihn bis zum kleinen Finger führen können.

Für mich als Handchirurg ist es das zentrale Gelenk in der Entwicklung und in der Funktionalität der menschlichen Hände.

Der Bewegungsumfang des Daumens, der ganzen Hand ist nur deshalb so unglaublich groß. Und wir benutzen das Daumensattelgelenk tagtäglich, selbst dann, wenn wir es schonen wollen. In allen Situationen, die wir Spitz- oder Schlüsselgriff nennen, ist das Daumensattelgelenk besonders stark beansprucht.

Von unseren kleinen Gelenken belasten wir es mechanisch am stärksten. Dabei ist es von seinem anatomischen Aufbau her allerdings so geschaffen wie ein ganz großes. Nämlich so, dass es ganz viele einzelne Strukturen haben muss, um genau die eben beschriebene besondere Funktionalität zu sichern.

Dieses Gelenk ist kein handelsübliches Pfanne-Kugel-Gelenk, also wie beispielsweise das Knie- oder das Hüftgelenk. Nein, es ist ein Sattelgelenk. Und bildlicher kann auch ich es nicht beschreiben. Zwei Gelenkflächen sitzen aufeinander. Sie tun dies aber nicht komplett kongruent. Ich könnte Ihnen stundenlang über dieses eine Gelenk erzählen. Sie müssen sich erst mal nur ein Detail merken: Das Daumensattelgelenk ist in seiner Form einzigartig im menschlichen Körper. Und genau dieser Körper hat diese verhältnismäßig winzige Region unterhalb des Daumens, das muss ich an dieser Stelle ganz klar sagen, ziemlich schlecht konzipiert.

Nennen wir das Kind einfach beim Namen: Es gibt Bereiche des menschlichen Körpers, die sind alles andere als optimal. Doch das Freiheitsmaß der Beweglichkeit, die das Daumensattelgelenk unserer Hand ermöglicht, ließe sich einfach anders nicht herstellen. Die eben beschriebene einzigartige Form macht das Gelenk auch deshalb per se anfällig, weil sich Belastungsspitzen ergeben, die nicht auf die gesamte Gelenkfläche verteilt werden. Irgendwann macht das Daumensattelgelenk immer Schwierigkeiten. Mal früher, mal später.

Es gibt Menschen, die von Natur aus unter einer gewissen Instabilität in diesem Gelenk leiden. Das trifft leider besonders häufig Frauen. Zu dem schlechten Sitz der Knochen zueinander führt diese Instabilität dazu, dass das Gelenk – etwas salopp formuliert – herausrutschen kann, und bei Belastung steht das Gelenk dann erst recht falsch aufeinander. Die dadurch entstehende Fehlstellung sieht im Grunde so aus wie der Hallux valgus am Fuß.

Aber es trifft nicht nur Frauen. Menschen, die körperlich schwer arbeiten, sind ebenfalls sehr häufig betroffen. Bauarbeiter, Dachdecker, Feinmechaniker, Zahnmediziner oder auch Physiotherapeuten leiden besonders häufig unter einer Problematik im Daumensattelgelenk.

Wie machen sich die ersten Probleme bemerkbar? Eigentlich wie immer. Am Anfang tut es einfach weh. Die Gelenkschleimhaut beginnt, sich zu entzünden. Und das tut sie, weil der Knorpel zwischen den einzelnen Gelenken nicht mehr ausreichend puffert. Würde man in diesem Stadium ein Röntgenbild machen, dann ist es meistens so, dass man noch gar nicht sehen kann, ob sich eine Arthrose gebildet hat – und trotzdem haben die Patienten Schmerzen.

Wir teilen die Arthrose in vier Stadien ein. Stufe eins entspricht erst mal nur einer Entzündung im Gelenk, eine Art Reizzustand. Der Schmerz, der dabei entsteht, kommt häufig durch eine Verspannung der beteiligten Muskulatur und eine Verkürzung der Bänder, wodurch das noch unbekannte Problem erstmalig übermittelt wird. Jenes Problem, durch das wir in eine Fehlstellung geraten sind. Diese Fehlstellung wird immer folgenreicher. Wenn man erst mal Schmerzen hat, nimmt man automatisch eine Schonhaltung ein, die dann die Fehlstellung ihrerseits nochmals verschlimmert. Es ist ein Teufelskreis. Wir befinden uns in Stufe zwei, wenn im Röntgenbild

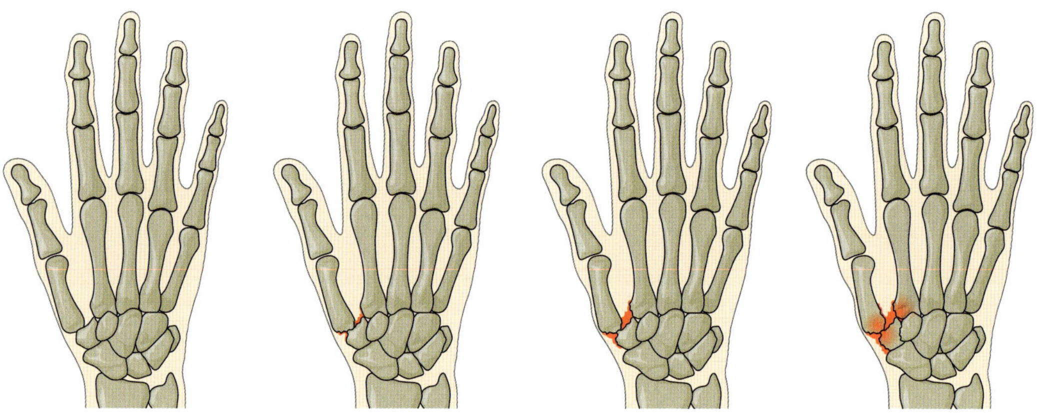

Die 4 Stadien der Daumensattelgelenkarthrose

eine Veränderung zu sehen ist. Wenn der Gelenkspalt kleiner wird, also beispielsweise von zwei Millimetern auf einen Millimeter geschrumpft ist, dann ist das schon ein ziemlich deutlicher Hinweis auf eine Arthrose.

Sie kennen das doch sicher auch von Ihren Bandscheiben: Wenn der Zwischenraum kleiner wird, dann entsteht mehr Druck, mehr Reibung, mehr Stoßenergie und am Ende haben Sie mehr Schmerzen.

Wir können eine Stufe zwei ebenso diagnostizieren, wenn auf dem Röntgenbild sogenannte Zackenbildungen an den Knochen sichtbar sind. Was ich meine, sind sogenannte knöcherne Anbauten. Diese Anbauten entstehen, weil der Knochen durch die schwindende Knorpelmasse irgendwann merkt, dass er immer mehr belastet wird. Was tut er also? Der Knochen versucht, die für ihn größere Last auf eine größere Fläche zu verteilen. Das ist eigentlich grundsätzlich gar nicht so dumm. Aber es ist auch der Punkt, an dem wir die Arthrose deutlich sehen – auch ohne Röntgenbild. Denn der neu angebaute Knochen braucht ja Platz. Und den nimmt er sich – und wächst und wächst und wächst. So sehr, dass wir die Gelenkveränderung deutlich sehen können. Und zwar auch ohne Röntgenblick.

Durch den unkontrolliert wachsenden Knochen entzündet sich die Kapsel, die Schleimhaut wird gereizt und das Ergebnis ist wie immer bei einer fortschreitenden Arthrose: Es entsteht ein erheblicher Schmerz.

Die meisten Patienten in Stadium zwei haben lediglich bei Aktivität Schmerzen. Ab dem Stadium drei klagen die Patienten in der Regel über permanente Schmerzen.

In dieser Phase der Erkrankung beginnt dann auch die Funktionsbeeinträchtigung der Hand. Bestimmte Handgriffe sind plötzlich nicht mehr möglich. Entweder fehlt plötzlich die Kraft oder der Schmerz ist zu stark – und nimmt die Kraft.

In Stadium vier kommt schließlich auch noch eine biomechanische Funktionsbeeinträchtigung hinzu.

Bestimmte Handgriffe sind schlichtweg nicht mehr möglich, weil sich das Gelenk durch die zahlreichen Anbauten bereits völlig verformt hat.

Wie bei fast allen Erkrankungen wünsche ich mir auch bei Patienten mit einer Arthrose im Daumensattelgelenk, dass sie möglichst früh zu mir in die Praxis kommen. Wenn wir in Stadium eins oder zwei mit der Therapie beginnen, lassen sich mit konservativen Behandlungsmethoden sehr gute Erfolge erzielen. Dazu zählen beispielsweise Kräftigung der Muskulatur, funktionelles Training, Physiotherapie, Muskellockerung, Eisanwendungen oder Ultraschall. Manchen Patienten helfen spezielle Orthesen oder Bandagen, die vorzugsweise nachts getragen werden, damit das Daumensattelgelenk in einer guten Ruheposition liegt.

Das alles sind Komponenten, die das jeweils nächste Stadium deutlich hinauszögern können. Wie immer hat auch hier der Patient einen gewissen Teil des Behandlungserfolgs selbst in der Hand. Eine gute muskuläre Führung und entsprechende Bewegungsmuster können den Knochen und das Gelenk entlasten, indem sie ihnen Arbeit abnehmen.

Der Weg einer Arthrose ist mehr oder minder vorgegeben. Man kann sie nicht stoppen, man kann sie lediglich etwas verlangsamen.

Im ersten Schritt ist es bei Arthrosen generell immer wichtig, die Entzündung zu bekämpfen, denn der Knorpel des befallenen Gelenks reibt sich nach und nach ab. Dadurch kommt es zwangsläufig zu einer Entzündung der Gelenkschleimhaut, die dann ihrerseits Stoffe freisetzt, die zusätzlich aggressiv auf den Knorpel reagieren, sodass der Knorpel sich noch stärker zurückzieht.

Der Einsatz von Medikamenten ist hier unabdingbar. Am Anfang der Therapie verordne ich oft die sogenannten nicht steroidalen Antiphlogistika. Das sind entzündungshemmende Tabletten, die nicht auf der Basis von Kortison hergestellt werden. **Ob Sie es mir glauben, oder nicht:** Viele Patienten möchten nur ungern Tabletten nehmen. Auch dann nicht, wenn sie ihnen wirklich helfen. Oft sagen sie, sie würden die Schmerzen schon irgendwie aushalten können. Ich antworte immer gleich: Sie machen einen Fehler. Denn es ist lediglich ein Nebeneffekt der Tabletten, dass der Patient bei regelmäßiger Einnahme keine Schmerzen hat. Primär ist es wichtig, dass die Medikamente die Entzündung am Gelenk bekämpfen und somit verhindern, dass noch mehr Knorpelmasse zerstört wird und sich dadurch die Arthrose langfristig verschlimmert.

> Viele Menschen sind hingegen zu Recht skeptisch, was Kortison betrifft.

Denn in einer bestimmten Dosierung und über einen längeren Zeitraum ergeben sich leider wirklich starke Nebenwirkungen. Allerdings wissen auch die wenigsten Menschen, dass der Körper jeden Tag Massen an Kortison ausschüttet, weil er es selbst produziert. Ohne dieses Kortison wären wir tot und könnten nicht leben. Die Gefahr bei der Kortisontherapie liegt ganz klar in der Überschreitung der sogenannten Schwellendosis. Wenn wir als Ärzte zu viel Kortison geben, denkt der Körper irgendwann, er müsse kein eigenes mehr produzieren. Und das wird dann gefährlich. Aber auch hier gilt, dass die Kommunikation zwischen Arzt und Patient die Grundlage einer guten Therapie ist. Stellen Sie lieber eine Frage zu viel als eine zu wenig.

Bei fortgeschrittenen Stadien wechseln wir von Tabletten zu Injektionen und haben gute Erfolge mit einer Kombination aus Kortison und einer betäubenden Substanz. Auch die aus der Schönheitschirurgie bekannte Hyaluronsäure kann eingesetzt werden, um die schwindende Knorpelmasse zu stärken. Im Grunde funktioniert es wie mit den Falten im Gesicht: Der Knorpel bekommt eine Frischzellenkur. Wichtig zu wissen ist, dass die Hyaluronsäure den Knorpel allerdings nicht wieder neu aufbaut, sondern lediglich die bestehende Knorpelmasse pflegt.

Grundsätzlich ist sich die Wissenschaft einig darüber, dass unsere Knorpelmasse lebenslang halten soll.

Und zwar ohne dass sich eine Arthrose entwickelt, die ihn angreift. Allerdings summieren sich im Laufe unseres Lebens so viele unterschiedliche individuelle Belastungen und Belastungsspitzen oder gar Mikroverletzungen, die irgendwann dazu führen können, dass der Knorpel kleine bis größere Schäden nehmen kann. Zum Teil sind das Verletzungen, die wir gar nicht wahrnehmen oder auch gar nicht erinnern. Beispielsweise der falsch gespielte Volleyball oder der Sturz, der gerade noch abgewendet werden konnte. Banale Dinge des Alltags eben, die meistens für den Moment folgenlos bleiben und schnell wieder vergessen werden. Doch genau die Summe dieser vermeintlichen Nichtigkeiten können irgendwann dazu führen, dass sich eine Arthrose ausbildet.

Bevor Sie jetzt zum Angsthasen auf dem heimischen Sofa oder zum nervösen Gefahrenvermeider werden – wirklich jeder Mensch kann betroffen sein. Warum ein Mensch Arthrose bekommt, ist wissenschaftlich nicht ganz geklärt. Im Fall des Daumensattelgelenks ist die biomechanische Ausarbeitung wie schon gesagt denkbar anfällig dafür.

Die Medizin kann nicht feststellen, wer zur Arthrose neigt und wer nicht. Es gibt keinen Test. Man könnte zwar auf Verdacht Röntgenaufnahmen erstellen und anhand der Gelenkstellungen prognostizieren, ob es minimale Fehlstellungen gibt, die eine Arthrose eventuell irgendwann in der Zukunft begünstigen würden. Aber das wäre Röntgen ohne konkreten Anlass – und das würde kein guter Arzt tun.

Die Arthrose ist nicht vererbbar, aber – so viel können wir immerhin schon sagen – bei speziellen Gelenkfehlstellungen kommt es meistens zu familiären Häufungen und somit zu Anfälligkeiten.

Sicherlich ist der Volleyballer oder der Handballer gefährdeter als der Familienvater, der nur mäßig mit seinen Kindern im Garten Ball spielt. Der Raucher, der Trinker, der Diabetiker ist jeweils nicht primär gefährdet, dass sich eine Arthrose ausbildet. Allerdings sind die sogenannten Risikogruppen, wenn die Arthrose erst mal begonnen hat, stärker betroffen, weil sie sich durch einen ungesunden Lebenswandel schneller verschlechtert oder sich die Entzündung schwerer bekämpfen lässt.

Ich muss es auch an dieser Stelle noch einmal sagen: Eine Ernährung mit viel Fleisch und Kaffee, der vermehrte Genuss von Alkohol sowie Zigarettenkonsum tragen bekanntlich eher zur Übersäuerung des Körpers bei und unterhalten, befeuern eine Entzündung. Wir wissen ganz sicher: Jemand, der sich tendenziell »zu sauer« ernährt, wird häufiger Entzündungsschübe haben als jemand, der besonders auf seine Ernährung achtet.

Die Statistik sagt: Frauen nach der Menopause sind zehn- bis 15-mal öfter von einer Arthrose betroffen als Männer. Deswegen diskutiert die Wissenschaft, ob es hormonelle Ursachen geben könnte. Insgesamt wird die Daumensattelgelenksarthrose mit rund zehn Prozent angegeben. Das ist eine recht hohe Gruppe. Auf welcher Seite sie auftritt, ist nicht abhängig von der Dominanz der Hand. Aber die Statistik sagt auch: Bei 20 bis 30 Prozent der Betroffenen tritt sie an beiden Händen auf.

Als letztes Mittel der Wahl in der Therapie einer Arthrose im Daumensattelgelenk bleibt die Operation.

Dazu muss man wissen: Der Eingriff verändert das Gelenk und wir unterscheiden zwischen einer bewegungserhaltenden Operation und einer versteifenden Operation.

Bewegungserhaltung ist grundsätzlich das primäre Ziel. Es gibt allerdings auch gute Gründe dafür, das Gelenk zu versteifen. Zum Beispiel, wenn ein jüngerer Mann einen stark körperlich betonten Beruf hat und viel Kraft in der Hand braucht. Warum wir dann eher versteifen? Die bewegungserhaltende Operation geht leider immer auch mit einem gewissen Kraftverlust einher.

Die Hand, die ein versteiftes Gelenk hat, kann den Umgang damit sehr gut lernen und mit der neuen, eingeschränkten Bewegungsfähigkeit zurechtkommen, denn die Nachbargelenke übernehmen Teile der Arbeit. Das bleibt jedoch nicht immer folgenlos. Durch die zusätzliche Belastung der Nachbargelenke treten dort dann gelegentlich Verschleißerscheinungen auf. Man muss es so deutlich sagen: Die Hand wird nicht wieder so, wie sie mal war.

Im Vergleich dazu sehen wir nach einer bewegungserhaltenden Operation oftmals sehr gute Ergebnisse, wenn wir von den bereits erwähnten leichten Kraftverlusten mal absehen. Diese Krafteinschränkungen werden oftmals übrigens gar nicht so stark wahrgenommen, weil die Hand ja vor der Operation auch schon schmerzbedingt eingeschränkt war. Ich würde mich festlegen und sagen: Die Funktion nach einer bewegungserhaltenden Operation ist die gleiche wie vorher – nur ohne Schmerzen.

Die eigentliche Operation ist sehr aufwendig. Sie trägt den sehr schönen Namen Resektionsarthroplastik. In dieser Operation entfernen wir einen Gelenkpartner, den kleinen Handwurzelknochen, das sogenannte große Vieleckbein. Oder, für alle, die es noch genauer wissen wollen: das *Os trapezium*. Durch die Operationstechnik bildet der Körper in dieser Lücke als Folge des Eingriffs einen bindegewebsartigen Puffer, der wie ein neues Gelenk wirkt – nur eben nicht mehr reibend ist, sodass die Patienten wunderbar damit zurechtkommen.

Eine Arthrose im Daumensattelgelenk kann übrigens nicht wandern oder springen. Sie werden also nicht den Fall erleben, dass eine erfolgreich behandelte Arthrose des Daumens plötzlich in einem anderen Finger wieder auftritt, weil sich die dem Knorpel schadenden Stoffe einem anderen Gelenk widmen. Eine Arthrose ist immer ein lokaler Prozess. Und die beste Nachricht kommt zum Schluss.

Die operierte Daumensattelgelenksarthrose kann unter Garantie nicht zurückkommen, weil an der operierten Stelle keine neue Arthrose entstehen kann.

Natürlich, so ehrlich muss ich sein, kann es wie bei jeder Operation zu Komplikationen kommen, weil dieser Puffer, den ich eben beschrieben habe, aus irgendeinem Grund nicht entsteht und der Daumen dann als Folge in die Lücke rutscht. Aber das passiert wirklich sehr selten.

Der Heilungsverlauf ist relativ lang. Operierte Patienten tragen in der Regel für vier bis sechs Wochen einen Gips, der die Finger frei lässt, aber den Daumen fixiert. Im Anschluss schließen sich nochmals mindestens sechs Wochen intensiver Physiotherapie an, bei der der Patient sehr aktiv mitarbeiten muss, sodass wir auf ein Vierteljahr Behandlungsdauer kommen. Und trotzdem – die Zufriedenheitsquote liegt bei über 90 Prozent.

Das Ziel einer solchen Operation sollte immer auch sein, keine Tabletten mehr nehmen zu müssen. Viele Patienten nehmen sogar während der dreimonatigen Anschlussbehandlung keine Medikamente mehr, weil es ihnen in der Regel schon sehr gut geht. Wenn man sie befragt, sagen allerdings fast alle, dass es ihnen so richtig gut geht, wenn sie die Hand wieder normal einsetzen können, und das dauert meistens noch einmal drei weitere Monate. Im Vergleich zum Leidensweg ist das eigentlich recht schnell. Dabei ist es egal, ob Sie gesetzlich versichert oder Privatpatient sind. Lediglich die Injektionen mit Hyaluronsäure muss der gesetzlich versicherte Patient selbst bezahlen,

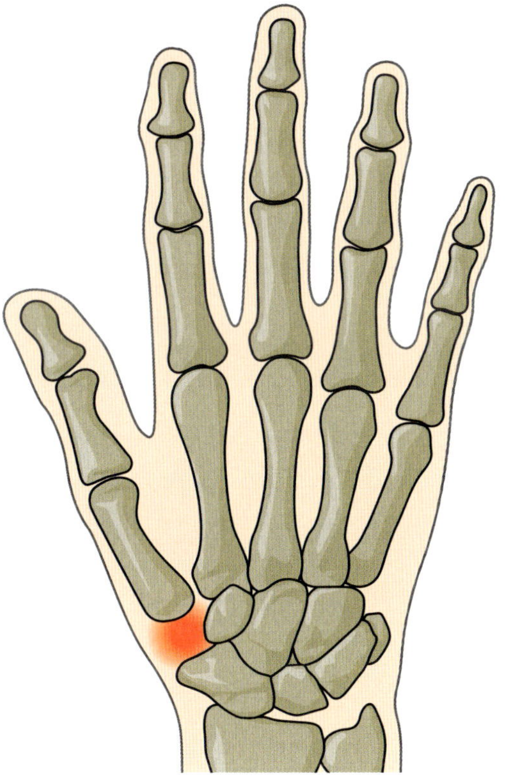

Das grosse Vieleckbein ist entfernt

aber das ist ja mit der Zornesfalte auf der Stirn auch so.

Für mich ist ein operiertes Daumensattelgelenk ein gemeinschaftliches Happy End. Mir fallen über die Jahre gesehen nur sehr wenige Patienten ein, bei denen diese Operation nicht den gewünschten Erfolg gebracht hat. Ich könnte sie wahrscheinlich an einer Hand abzählen. Somit ist die Operation einer Daumensattelgelenksarthrose ein sehr erfolgreiches Verfahren. Und wie heißt es doch so schön: Für 51 Prozent des Erfolgs ist der Operateur verantwortlich, die restlichen 49 Prozent hat der Patient selbst in der Hand.

ARTHROSE IM FINGERGELENK – DICKE PROBLEME

Über eine der häufigsten Handerkrankungen haben wir eben bereits gesprochen. Doch ähnlich häufig tritt die Arthrose auch in den End- oder Mittelgelenken der Finger auf. Und ich behaupte, dass Ihnen diese Form der Arthrose im Alltag noch intensiver begegnen wird. Schon allein deshalb, weil man sie oft deutlicher sieht.

Aber nicht nur rein von der Optik her ist die Fingergelenksarthrose dramatischer. Häufig ist sie auch medizinisch betrachtet dramatischer, weil gleich mehrere Fingergelenke betroffen sind. Ganz erheblich werden durch die Arthrose der Faustschluss und das Zugreifen insgesamt beeinträchtigt.

Wir unterscheiden bei allen Fingern außer den Daumen zwischen drei Gelenken. Das jeweilige Grundgelenk korrespondiert mit dem Mittelhandknochen. Das jeweilige Mittelgelenk verbindet das Grundglied und das Mittelglied der Finger. Und das jeweilige Fingerendgelenk ist die Verbindung zum letzten Glied der Finger. Die häufigste Form der Erkrankung ist die Fingerendgelenksarthrose. Auch hier sind Frauen wieder häufiger betroffen als Männer. Das Verhältnis liegt bei drei zu eins.

Häufig ist es so, dass diese Fingerendgelenksarthrose mit Schmerzen beginnt. Die Schmerzen sind übrigens im Gegensatz zu anderen Erkrankungen sehr deutlich zu lokalisieren. Die Patienten können auch im Anfangsstadium genau sagen, welches Gelenk betroffen ist. Ebenso können eine leichte Schwellung und eine Rötung zu sehen sein. Besonders am Morgen tritt bei der Bewegung eine bestimmte Steifigkeit auf, sodass es schon früh zu einer isolierten Gelenkproblematik kommt. Wenn wir an dieser Stelle allerdings ein Röntgenbild machen würden, dann wäre die Veränderung, also die beginnende Arthrose, noch gar nicht so gut sichtbar. Das liegt daran, dass die knöchernen Veränderungen noch nicht so ausgeprägt sind und nicht verantwortlich für den Schmerz sind. Der erste Schmerz, der auftritt, ist der Weichteilschmerz. Wir sehen gereizte Bänder oder eine gereizte Gelenkkapsel. Dadurch entsteht der erste Schmerz in der Bewegung.

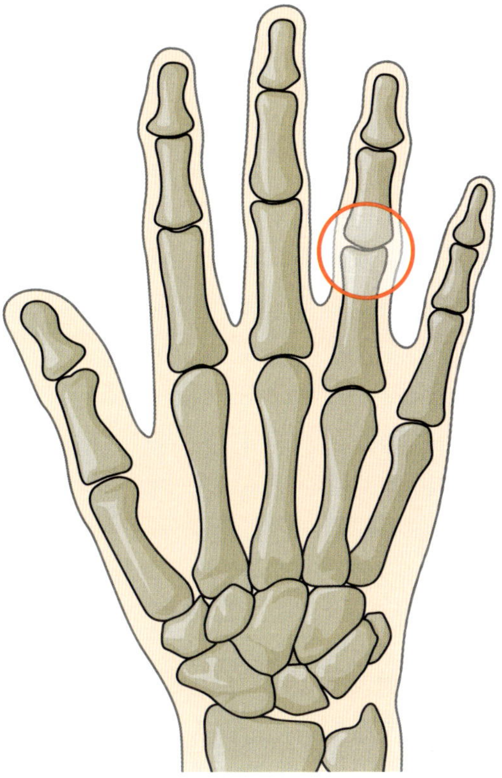

Das Fingermittelgelenk oder PIP-Gelenk

Erst im zweiten Stadium der Fingergelenksarthrose lassen sich Verschmälerungen des Gelenkspalts wahrnehmen. Ein Gelenk stellt sich im Röntgenbild immer so dar, dass es einen Zwischenraum zwischen den zwei beteiligten Knochen gibt. Dieser Zwischenraum kommt zustande, weil sich dort wie im vorigen Kapitel schon angesprochen Knorpelmasse befindet, die auf dem Röntgenbild nicht sichtbar ist. Deshalb sehen wir also eine Lücke, die in Wahrheit keine ist. Aber wir wissen: Je schmaler diese Lücke ist, desto weniger Knorpel ist vorhanden – und desto weiter ist die Arthrose fortgeschritten. Die Knochen nähern sich an und in diesem Fall bedeutet mehr Nähe auch mehr Schmerz. Denn das Gelenk ist schlechter geschmiert und gepuffert.

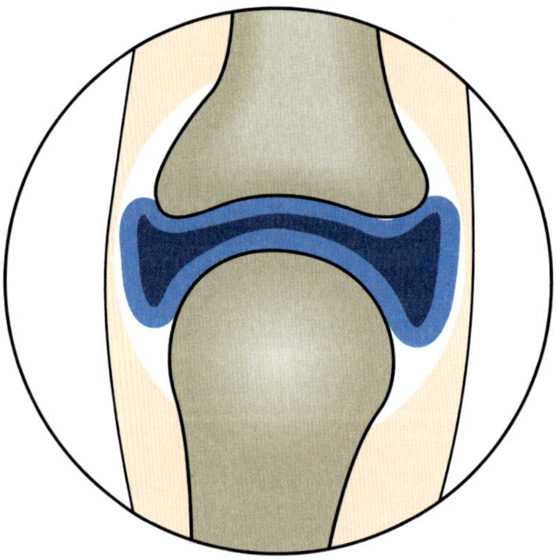

Gesundes Gelenk mit Knorpel und Gelenkschleimhaut

Wenn es so weit gekommen ist, beginnt der Knochen auch an den Fingergelenken zu versuchen, durch die knöchernen Anbauten, die wir bei der Daumensattelgelenksarthrose auch schon thematisiert haben, die Auflagefläche zu vergrößern. Die Last, die er tragen muss, soll anders verteilt werden. Generell gilt: Ein Reiz, der auf einen Knochen einwirkt, führt immer zu einer Verbreiterung.

Das ist im Fall der Fingergelenke besonders fatal, weil sie kein Fettgewebe und keine Muskulatur in ihrer unmittelbaren Umgebung haben. Diese Veränderungen sind relativ unmittelbar von außen sichtbar. Wenn der Knochen sich wahllos verbreitert, wird das Gelenk unansehnlich. Es kommt zu diesen knöchernen Knoten, die Sie ganz bestimmt schon mal gesehen haben. Diese Anbauten führen ihrerseits zu weiteren Schmerzen, weil die Kapsel und die Bänder immer weiter gereizt werden.

In der Regel tritt auch diese Arthrose erstmalig in der Lebensmitte auf, bei Frauen gehäuft nach der Menopause. Wir stellen auch häufig eine familiäre Vorgeschichte fest. Das heißt, dass häufig die Mütter der Betroffenen ebenfalls betroffen waren.

Bei Männern tritt diese Form der Arthrose oft später auf und lässt sich häufiger mit Belastungen in einen Zusammenhang bringen. Es gibt darüber keine Studie, aber ich habe über die Jahre die Erfahrung gemacht, dass oft handwerklich tätige Männer, die viel und schwer arbeiten müssen, betroffen sind. Allerdings tritt bei ihnen die Arthrose meist erst jenseits des 55. Geburtstags auf.

Die Muskulatur des vermeintlich stärkeren Geschlechts schützt im Übrigen nicht vor einer Arthrose, weil die mechanische Beanspruchung der Gelenke einfach sehr groß ist.

Wenn diese ersten Anzeichen auftreten, dann liegen zwischen den ersten Anzeichen und dem ersten Besuch bei mir in der Praxis meist nur zwischen vier und acht Wochen. Das geht deswegen so schnell, weil die Schmerzen an einer Stelle unseres Körpers auftauchen, die wir permanent gebrauchen und die so schlecht aus dem täglichen Leben herauszunehmen ist. Der Schmerz tritt im Grunde bei jeder Tätigkeit mit den Händen auf: Beim Drücken der Klingel, beim Aufdrehen einer Flasche, beim Schneiden mit dem Messer oder beim Umdrehen des Schlüssels im Türschloss.

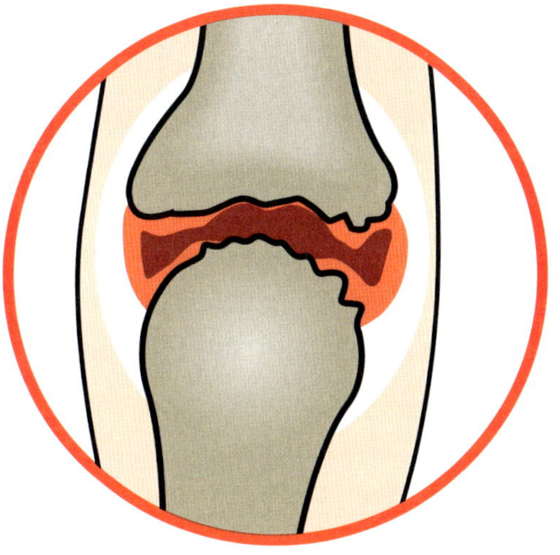

Arthrosegelenk mit Knorpelverlust und Entzündung

Tatsächlich ist es in der heutigen Zeit so, dass viele Patienten in der ersten Phase der Schmerzen das Internet befragen, was sie unternehmen könnten, bevor sie in die Sprechstunde kommen. An erster Stelle der Maßnahmen steht immer Kühlen. Regelmäßig habe ich Patienten, die Umschläge mit Quark machen, die erstaunlicherweise auch helfen.

aluronsäureinjektionen arbeiten, um dem Gelenk Nährstoffe zu verabreichen und den Restknorpel zu stärken, um somit eine Verschlechterung des Zustands aufzuhalten.

> Wir wenden die Hyaluronsäuretherapie sehr regelmäßig und mit guten Erfolgen an.

Ich empfehle meist einen Zyklus von drei Spritzen innerhalb von drei Wochen alle drei Monate für insgesamt ein Jahr, um den Wirkstoffspiegel aufrechtzuerhalten. Nach einem Jahr zieht man Bilanz, untersucht das Gelenk und bewertet die Reaktionen auf die Spritzen. Meistens empfiehlt sich im Anschluss pro Jahr eine einmalige sogenannte Erhaltungstherapie. Denn man darf nicht vergessen: In Stadium zwei ist zwar wenig, aber noch ausreichend Knorpel vorhanden, den man pflegen kann. Auf der berühmten Skala von null bis zehn liegen wir im Stadium zwei bei einer Schmerzintensität von bis zu fünf.

Stadium drei bedeutet fast immer ein massives Auftreten von knöchernen Anbauten. Den Mechanismus hatte ich Ihnen ja bereits beschrieben. Die äußerliche Veränderung ist nun deutlich sichtbar: Das Gelenk verbreitert und verdickt sich. Dadurch kommt es auch zu einer sehr deutlichen Einschränkung der Bewegungsfähigkeit. Und je enger der Gelenkspalt wird, desto schlechter kann ich eine Spritze geben. Sie sehen – im Interesse des Patienten und im Interesse des Arztes sollte ein Stadium drei der Fingergelenksarthrose möglichst lange hinausgezögert oder vermieden werden.

Man kann nicht generell sagen, wie schnell die Arthrose voranschreitet. Oftmals vergehen zwischen den einzelnen Stadien durchaus Jahre. Ich würde schätzen, dass sich eine Arthrose in einem Zeitraum von zwei bis fünf Jahren deutlich verschlechtern kann. Man kann das nur sehr schwer prognostizieren, weil die unterschiedlichen Patienten unterschiedlich auf die einzelnen Therapien reagieren.

Der Vollständigkeit halber sei gesagt, dass die Schmerzintensität in Stadium drei bis zu einer Stufe sieben von zehn steigen kann. Hierbei ist es allerdings für die meisten Patienten gar nicht so entscheidend, dass der Schmerz schlimmer wird, sondern vielmehr, dass er als Dauerschmerz wahrgenommen wird. Das ist der Punkt, an dem nur noch eine Operation helfen kann. Aber dazu später mehr.

Wenn wir nun auf Stadium vier blicken, sind wir an einem Punkt, an dem wir mit einem kompletten Knorpelverlust des Gelenks, sehr deutlichen knöchernen Anbauten, dauerhaften Schmerzen, Fehlstellungen und einer sehr starken Beeinträchtigung der Funktionalität konfrontiert werden. Wir sprechen im Stadium vier auch von einer Gelenkdestruktion. Das Gelenk zerstört sich selbst, weil die Gelenkflächen permanent aneinanderreiben. Das geht so weit, dass sich die eigentliche Kontur des Gelenks auflöst. Es kann sogar so sein, dass sich durch den Abrieb eine spontane Versteifung ergibt. Meistens passiert das an den Endgelenken.

Und nur, damit Sie sich das besser vorstellen können: Diese Anbauten, über die ich immer wieder spreche, befinden sind an beiden Seiten des Gelenks und können bei einer fortgeschrittenen Arthrose jeweils einen Umfang von einem Drittel des Gelenks haben, sodass es insgesamt beinahe doppelt so groß sein kann wie ein gesundes Gelenk. Nach oben ist beinahe keine Grenze gesetzt. Wir sehen die Anbauten im Gegensatz zum Daumensattelgelenk, wo wir eine Röntgenaufnahme brauchen, am ehesten an den Endgelenken, weil wir dort nichts haben, was die Gelenkskontur kaschiert. Wir haben dort kein Fett und keine Muskulatur.

Es wird immer mal wieder versucht, diese Anbauten zu entfernen. Ich rate davon ab, wenn es isoliert passiert, also ohne eine versteifende Operation.

Es gibt Versuche und Kollegen, die diesen Rückbau aus ästhetischen Gründen praktizieren. Das Problem dabei ist, dass sich an diesen Stellen die Ansatzpunkte der Stabilisatoren befinden, also Gelenkkapsel, Bänder und Sehnen. Wenn ich die entferne, dann wird das Gelenk vielleicht zwar schlanker für den Moment, aber zugleich auch instabil. Und mit einem instabilen Gelenk kann keine Hand etwas anfangen.

In Kombination mit der Versteifung des Endgelenks lassen sich die Anbauten an das Gelenk durchaus gut und dauerhaft entfernen und es ist auch sinnvoll. Die meisten Patienten profitieren von diesem Eingriff und haben sich lange damit auseinandergesetzt, sodass ihnen der Gedanke, dass sie ihr Gelenk nach der Operation nicht mehr isoliert bewegen können, keine Angst macht. Ganz einfach aus dem Grund, weil ihr Alltag schmerz- und beschwerdefreier wird.

Prof. Max Lange, der »Godfather der Orthopädie«, hat den Satz geprägt: »Stabilität ist wichtiger als Mobilität.« Der Orthopäde Dr. Michael Lehnert und ganz besonders der Handchirurg Dr. Michael Lehnert kann diesen Leitsatz nur unterstützen. Schmerzen lassen sich immer ausschalten. Medikamentös, gedanklich, wie auch immer. Aber wenn ich keine Funktionalität mehr habe, weil mein Zeigefinger einfach wegklappt, dann wird er sinn- und nutzlos.

Der Altersgipfel von Patienten, die an einer Arthrose im Stadium vier leiden, liegt zwischen 60 und 75 Jahren und auch hier sind Frauen überdurchschnittlich häufig betroffen. Ich würde immer alles versuchen, um Stadium vier und eine Operation zu vermeiden. Aber im letzten Schritt muss man manchmal doch operieren.

Bei der Mehrzahl der Menschen sind einzelne Gelenke betroffen, manchmal zwei oder drei. Wir beobachten übrigens immer wieder, dass Patienten eine im Röntgenbild deutlich sichtbare, fortgeschrittene Arthrose haben, aber keine Schmerzen. Wir sprechen in diesem Fall von einer ausgebrannten Arthrose, die nicht aktiviert, also nicht entzündet ist. Wann und warum es dazu kommt, wissen wir leider nicht.

Es gibt sogar Patienten, die furchtbarste Gelenkzerstörungen haben, die auf dem Röntgenbild ganz schauerlich aussehen, die aber nie darunter leiden. Diese Fälle, die quasi von Anfang an eine ausgebrannte Arthrose sind, sind die absolute Ausnahme. Ich würde sagen, dass es maximal einer von 20 Arthrose-Patienten ist, der nie unter Schmerzen leidet.

Wir unterscheiden im Fall der Fingergelenksarthrose zwischen zwei Operationstechniken: der Versteifung und der bewegungserhaltenden Operation. Seriös kommt Letztere nur für das Grund- und das Mittelgelenk infrage.

Es ist immer abhängig vom Einzelfall, aber bei einer bewegungserhaltenden Operation verwenden wir mittlerweile echte, kleine Prothesen und manchmal auch nur Platzhalter, sogenannte Silikon-Spacer. Beide bringen gute Erfolge. Dennoch: Eine gut ausgeführte, bewegungserhaltende Operation limitiert dennoch das normale, volle Bewegungsausmaß um mindestens ein Drittel. Sie gewähren die Beweglichkeit. Allerdings, und das muss man auch sagen: Eine kleine Faust lassen sie nicht zu.

Und trotzdem ist diese Operation immer ein Gewinn. Man muss im Alltag nicht auf sein operiertes Fingergelenk aufpassen. Normale Alltagsverrichtungen sind uneingeschränkt möglich.

Generell können wir sagen: Für das Endgelenk des Fingers ist so gut wie immer eine Versteifungsoperation das beste Mittel. Das Grundgelenk und das Mittelgelenk operieren wir im Idealfall bewegungserhaltend mit einem künstlichen Gelenk und unter der Voraussetzung, dass die Stabilität nicht gefährdet ist.

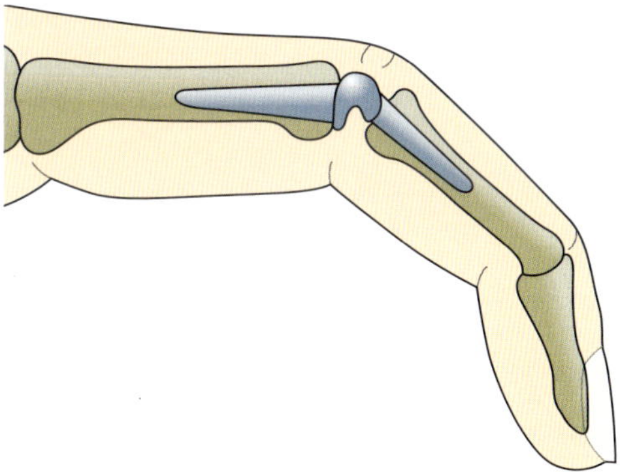

Fingergelenkprothese

Der Heilungsverlauf ist ähnlich wie der Eingriff beim Daumensattelgelenk. Die primäre Behandlungsdauer liegt meist bei drei Monaten. Diese drei Monate teilen sich auf in eine sechswöchige Schonungsphase und weitere sechs Wochen intensiver Physiotherapie. Danach ist man auf einem Level, auf das man gut aufbauen kann. Den endgültigen Erfolg stellen Patienten meist nach rund neun Monaten fest. Ein operiertes künstliches Fingergelenk hat eine Lebensdauer von zehn Jahren. Ob das kurz oder lang ist, hängt sicherlich vom Lebensalter ab. Bei einer Hüfte rechnet man mittlerweile mit 20 Jahren, beim Knie mit zwölf, im Idealfall mit 15 Jahren.

Die Forschung versucht gerade, bestimmte Marker im Körper zu finden, die auf ein Arthroserisiko hinweisen. Wenn wir diese Marker eines Tages gefunden haben, dann können wir das Thema Arthrose sicher ganz anders angehen – nämlich in der Prophylaxe.

Wir haben da einen großen Aufholbedarf. Denn meistens reagieren wir in der Humanmedizin ja immer erst, wenn etwas passiert ist. Speziell wir Orthopäden sind da immer ein wenig neidisch auf die Zahnärzte, bei denen die Prophylaxe ein ganz wichtiges Standbein ist. Es wäre ein Gewinn für Arzt und Patient, wenn es durch Prophylaxe möglich wäre, schwere Arthroseverläufe zu verhindern.

ÜBERBEIN – VOLKSMUND ODER VOLKSKRANKHEIT?

Wenn der Volksmund in der Sprechstunde auftaucht, rate ich grundsätzlich zu einer erhöhten Aufmerksamkeit, wenn nicht gar zur Vorsicht. Denn in den meisten Fällen sprechen Volk und Mediziner zwei völlig verschiedene Sprachen.

So auch beim Überbein. Das Bein suggeriert in aller Regel, dass wir es mit Knochen zu tun haben. Wenn von Gebeinen die Rede ist, dann meinen wir üblicherweise nicht die Muskeln, nicht die Sehnen, nicht die Weichteile, sondern schlichtweg Teile unseres

Skeletts. Die Knochen sind fest und stabil, sie tragen unser Gewicht, wir verbinden sie mit Kraft, Stärke und Stabilität.

Ahnen Sie, worauf ich hinauswill? Das sogenannte Überbein, das sich am häufigsten an unseren Händen, genauer gesagt in der Mitte des streckseitigen Handgelenks ausprägt, heißt deshalb so, weil es sich von seiner tastbaren Konsistenz knochenhart anfühlt. Deshalb denken die Patienten oft, ihnen wachse ein neuer Knochen aus der Hand, das Überbein. Dabei ist es in Wirklichkeit nur eine mit Flüssigkeit gefüllte Zyste. Aber der Reihe nach.

In aller Regel ist dieses Überbein, der Mediziner nennt es *Ganglion,* eine Zyste, die mit eingedickter, geleeartiger Gelenkflüssigkeit gefüllt ist. Dabei entsteht ein extrem hoher Druck, sodass die Zyste einen ausgesprochen prallen Charakter bekommt.

Ich erkläre das meinen Patienten immer so: Wenn man einen Luftballon mehrfach aufgeblasen hat und sich ein wenig Restluft im Ballon befindet, die man an einer Stelle bündelt und dreht, sehen wir einen ähnlichen Effekt: Die kleine Kapsel mit Luft wird plötzlich extrem hart und fest.

Wir wissen nicht zu 100 Prozent, wie ein Ganglion entsteht. Wir wissen aber, dass die Gelenkkapsel, also die Hülle des Gelenks, einen Defekt haben muss. In aller Regel ist das ein kleines Loch. Über dieses mikroskopisch kleine Loch dringt Gelenkflüssigkeit nach außen, die sich mit einem eigenen Häutchen abkapselt. Diese Kapsel füllt sich schließlich immer mehr mit Gelenkflüssigkeit.

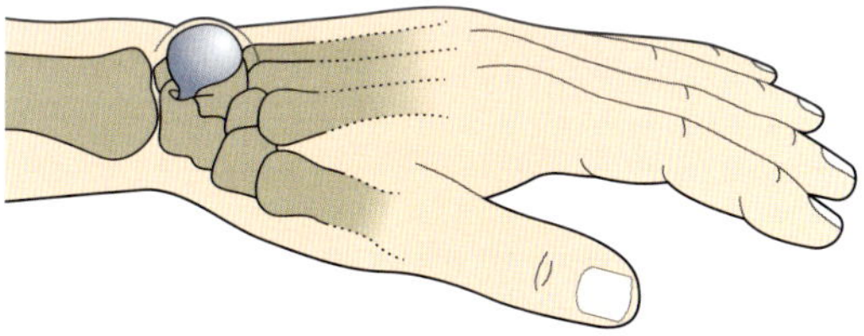

Ganglion des Handgelenkes

Wie das Loch entsteht, ist unklar. Die Medizin diskutiert, ob es eine angeborene Gelenkkapselschwäche sein kann. Genauso gibt es aber auch die Theorie, dass dieses Loch durch wiederkehrende Verletzungen beim Sport entsteht, durch Stürze oder kleine Unfälle, die in der Gelenkkapsel eine kleine Läsion verursachen.

Am Anfang ist es so, dass diese Flüssigkeit noch hin und her fließen kann. Das heißt, die Flüssigkeit füllt die Zyste eine Zeit lang, entweicht aber auch wieder zügig und fließt zurück ins Gelenk. Das ist der Moment, in dem die Zyste noch nicht wächst. Doch ab einem gewissen Zeitpunkt – wir wissen nicht genau, wann und warum – entsteht eine Art Ventilmechanismus und die Flüssigkeit kann nur noch in eine Richtung strömen. Und Sie ahnen es schon: Die Flüssigkeit fließt nur noch in die Zyste hinein, sodass sie immer weiterwächst.

Ein Ganglion macht sich immer zuerst durch Schmerzen bemerkbar. Und zwar bevor es sichtbar wird. Und dies deswegen, weil die kleine Zyste in aller Regel in der Höhe eines Schmerznerven ist, der sich direkt an der Streckseite des Handgelenks befindet. Wenn das Ganglion noch klein, also stecknadelkopfgroß,

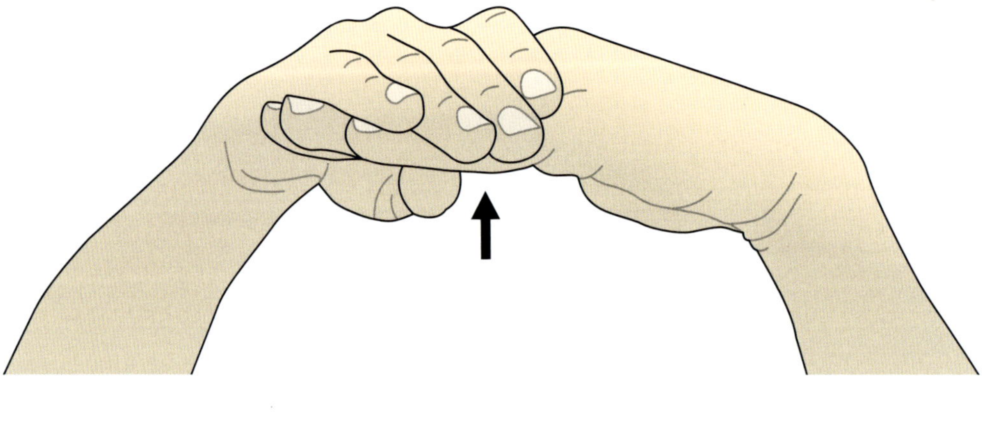

Einfacher Selbsttext: Der Finger-Streck-Test

ist, reizt es diesen Nerv – und Sie bemerken es in Form von Schmerzen.

Auch hier ist die Erstdiagnose oft falsch. Manchmal wird eine Sehnenscheidenentzündung vermutet und von nicht so erfahrenen Kollegen diagnostiziert. Oft wird dem Patienten auch einfach eine Überlastung als Grund für seine Schmerzen genannt. Muskelverspannungen sind auch hoch im Kurs bei den Fehldiagnosen.

Mich verwundern diese Irrtümer immer wieder, denn es gibt eigentlich einen sehr einfachen Test, den sogenannten Finger-Streck-Test, den man sehr gut selbst ausführen kann.

Halten Sie den Arm in die Luft und kippen Sie Ihr Handgelenk handflächenwärts nach unten. Halten Sie dann mit der anderen Hand die Finger fest und versuchen Sie, die Finger gegen die festhaltende Hand zu strecken. Wenn dann ein Schmerz in der Mitte des gebeugten Handgelenks eintritt, dann ist das ein Zeichen dafür, dass dieser bestimmte Nerv gereizt ist, und die Wahrscheinlichkeit ist groß, dass wir es mit einer Zyste zu tun haben. Dieser Nerv hat eine enge Verbindung zu den Sehnen. Durch den eben beschriebenen Test erzeugen wir allein durch die Handposition eine Vorspannung und somit einen gewissen Grunddruck auf den Nerv. Wenn wir dann zusätzlich die Hand noch strecken wollen, dann wird der Reiz auf den Nerv noch weiter verstärkt, sodass die weitere Untersuchung in aller Regel ein Ganglion bestätigen wird. Der Weg vom Schmerz zur Zyste ist oft ein weiter. Es kommt vor, dass zwischen dem ersten Auftauchen der Symptome, einem intrakapsulären Ganglion und dem sichtbaren Ganglion ein bis zwei Jahre liegen. Viele Patienten laufen mit ihren Problemen mindestens ein Jahr lang von Arzt zu Arzt, und in dieser Zeit wird in der Regel auch viel versucht – nur nicht das Richtige.

Oftmals werden die frühen Varianten nicht erkannt. Es fehlen die Erfahrungswerte. Dabei sind bildgebende Verfahren so gut wie immer sehr hilfreich: Der Radiologe kann direkt danach suchen, denn das Ganglion ist, egal in welchem Stadium, in einem MRT sehr gut sichtbar.

Die konservativen Möglichkeiten zur Behandlung eines Ganglions sind oft beschränkt und helfen selten dauerhaft.

Man kann versuchen, die Unterarmmuskulatur zu lockern, um nicht zu viel Druck von den Sehnen entstehen zu lassen. Man kann versuchen, über Physiotherapie die Handwurzelknochen zu mobilisieren. Die dauerhaft helfende Therapie bei einem Ganglion ist fast ausnahmslos die Operation. Das ist vielen Patienten schwer zu vermitteln – weil sie ja schon so viele Therapieansätze versucht haben, die alle nicht geholfen haben. Wenn ich dann am Ende der Reihe stehe und operieren möchte, passiert es nicht selten, dass der Patient sehr skeptisch ist.

Übrigens – der Gedanke, ein Ganglion könne man einfach absaugen, ist zwar grundsätzlich richtig, aber dennoch falsch. Die kleinen Varianten trifft man schlichtweg nicht immer gut, sodass das Verletzungsrisiko der Sehnen steigt. Und die großen Varianten kann man zwar ein- oder zweimal punktieren – aber diese Therapie hilft nur in seltenen Fällen dauerhaft. Es kommt ja immer wieder neue Gelenkflüssigkeit von unten nach. Patienten kommen meistens aus den folgenden drei Gründen mit ihrem Ganglion zu mir: Schmerzen, Funktionsbeeinträchtigungen oder ästhetische Gründe. Und ob wir operieren oder nicht, wird oft auch durch den Leidensdruck der Patienten entschieden.

Die Operation ist kein einfacher Eingriff.

Sie ist nicht sonderlich groß und dauert nur eine knappe halbe Stunde. Wir können in bestimmten Fällen sogar minimalinvasiv vorgehen, wodurch die Vernarbungstendenz geringer ist. Manchmal muss man aber auch einen richtigen Schnitt machen, und in diesem Fall macht die Lage des Ganglions die Operation oft kompliziert. Der Schnitt ist zwar nur anderthalb Zentimeter groß. Aber das Ganglion liegt in aller Regel unter den Strecksehnen, die erst zur Seite gelegt werden müssen, bevor die Zyste entfernt wird. Anschließend wird die Kapsel vernäht. Und häufig muss der schmerzende Nerv anschließend verödet werden.

Weil die ganze Region heilen muss, wird die Hand nach einer solchen Operation für mindestens zwei Wochen ruhig gestellt. Die Finger und der Daumen bleiben frei beweglich, aber das Handgelenk muss fixiert werden. In dieser Zeit kommt es im Bereich der Sehnen und der Kapsel zu einer gewissen Art der Verklebung, was die Funktion des Handgelenks nach diesen zwei Wochen sehr einschränkt. In aller Regel folgen dann nochmals zwei, drei, manchmal auch vier Wochen Physiotherapie. Was ich damit sagen will: Der Eingriff an sich ist doch relativ klein, aber die Behandlungszeit für den Patienten ist relativ lang.

An dieser Stelle muss ich auch sagen: Ein Ganglion hat eine sehr hohe Rezidivquote von bis zu 25 Prozent.

Auf Deutsch gesagt: Jedes vierte Überbein läuft Ihnen irgendwann wieder über den Weg. Es gibt Wiederauftretensraten, die innerhalb eines Jahres auftreten. Ich kenne aber auch Patienten, die 15 Jahre lang Ruhe hatten.

Wenn man diese Patienten dann wieder operiert, stellt man häufig fest, dass die Austrittsstelle des neuen Ganglions häufig eine andere ist als die des ursprünglichen. Das spricht dafür, dass es Menschen gibt, die durch eine gewisse Kapselschwäche eine Tendenz zu dieser Erkrankung haben.

Wenn Sie mich jetzt fragen würden, ob es Auffälligkeiten in den Gruppen der Betroffenen gibt, dann muss ich leider verneinen. Es gibt eine leichte Tendenz, dass Frauen eher betroffen sind als Männer, was dafürspricht, dass Frauen häufiger an einer Bindegewebsschwäche leiden als Männer.

Ansonsten ist das Auftreten eines Ganglions unabhängig vom Beruf oder der manuellen Belastung. Wenn wir den Ansatz verfolgen, dass ein Ganglion durch Traumata indiziert ist, könnte man davon ausgehen, dass bestimmte Sportarten und Stürze die Erkrankung befördern. Aber dazu gibt es keine wissenschaftlichen Studien oder Nachweise. Ein Ganglion kann in jedem Alter auftreten. Ich habe Jugendliche schon genauso behandelt wie auch ganz alte Patienten. Wenn sich das Ganglion erst einmal vollständig ausgebildet hat, ist es übrigens meistens nicht mehr schmerzhaft.

Wenn Sie starke Nerven haben, dann erlauben Sie mir jetzt noch kurz einen Ausflug in die Vergangenheit. Ganz früher, als wir noch die Bader und Friseure hatten, die sich ärztlich auf dem Marktplatz angeboten haben, wurden Ganglione auch Bibelzysten genannt.

Warum das so war?

Wenn ein Überbein prall gefüllt war, hat der Bader versucht, die Zyste mit einer Bibel zu zerschlagen – und sie zum Platzen gebracht. Das Schöne an dieser Therapie war: Wenn die Zyste danach wirklich nicht zurückkam, dann war es von Gott gewollt. Wenn sich die Zyste anschließend wieder ausgebildet hat, dann war es übrigens auch von Gott gewollt – sie wurde ja mit der Bibel behandelt. Es gibt immer noch Menschen, die ihr Überbein selbst platzen lassen wollen. Ich würde von jedem Selbstversuch – egal ob mit Bibel oder ohne – dringend abraten. Die Gefahr einer Verletzung ist immens. So ein Ganglion platzt nicht ohne Gewalteinwirkung. Und nebenbei sei erwähnt: Die Gewalteinwirkung verhindert auch nicht, dass das Ganglion wiederkommt. Die Flüssigkeit verteilt sich überwiegend im Gewebe und fließt früher oder später wieder zurück in die Zyste.

Ich habe es in meiner Karriere nur einmal erlebt, dass ein Professor eine solche Zyste mit dem Daumen zum Platzen gebracht hat. Was soll ich sagen? Es ist schon so lange her, dass ich die Bilder, die ich dabei gesehen habe, mittlerweile Gott sei Dank wieder aus meinem Gedächtnis löschen konnte. Ganz abgesehen davon ist es auch für den Patienten nicht angenehm, wenn der Arzt so ein Ding zum Platzen bringt. Im Gegenteil – es ist sogar sehr unangenehm. Es ist schmerzhaft und irgendwie unheimlich.

MORBUS DUPUYTREN – MIT NADELN ZUR HEILUNG

Kommen wir nun zu einem hochgeschätzten Kollegen und wenn Sie so wollen einem meiner Vorgänger und Vorbilder, dessen Arbeit ihn für alle Zeiten unsterblich gemacht hat.

Baron Guillaume Dupuytren (1777–1835) zählte durch seine Tätigkeit am weltberühmten Krankenhaus Hôtel-Dieu de Paris zu den versiertesten Chirurgen seiner Zeit. Er behandelte 10 000 Patienten im Jahr, darunter so illustre Persönlichkeiten wie König Ludwig XVIII. und Otto X. Er starb – selbst für damalige Verhältnisse relativ jung – an den Folgen eines Schlaganfalls. Ich vermute, seine heutigen Kollegen in der Stroke Unit hätten ihn retten können.

Dass wir uns heute, fast 200 Jahre nach seinem Tod, noch an Dupuytren erinnern, liegt allerdings vor allem daran, dass so viele Menschen an einer Erkrankung ihrer Hände leiden, die der Baron entdeckt und erforscht hat: *Morbus Dupuytren,* auch bekannt als *Palmarfibromatose*. Oder noch verständlicher ausgedrückt: an einer gutartigen Veränderung des Bindegewebes in der gesamten Handinnenfläche, in dessen Folge ein oder mehrere Finger eine teilweise stark ausgeprägte Krümmung aufweisen. Nur: Welcher Finger später mal diese besondere Ausprägung zeigt, wissen wir vorher nicht.

Auch wenn wir Mediziner der Dupuytren'schen Krankheit seit beinahe 200 Jahren mitten ins Gesicht blicken, haben wir uns ihr bislang nicht wirklich annähern können. Wir wissen zwar, dass diese Bindegewebsveränderung auf bestimmte Stoffe anspricht, die diese immer problematischer werdenden Verhärtungen auflösen können. Aber trotzdem wissen wir immer noch nicht konkret, wie und warum Morbus Dupuytren eigentlich entsteht.

Der Baron hat das Geheimnis seiner Krankheit mit in sein sehr ansehnliches Ehrengrab auf dem Pariser Friedhof Père Lachaise mitgenommen. Es darf allerdings bezweifelt werden, dass er eine Antwort auf die Frage nach dem Warum gefunden hätte.

Wie genau äußert sich diese Krankheit nun?

Üblicherweise ist das erste Symptom, das wir erkennen können, eine ungewöhnliche Verdickung in der Handinnenfläche. Am häufigsten tritt diese auf der Beugeseite des Ringfingers, also kurz unter dem vierten Mittelhandknochen, auf. Manche Patienten spüren konkret eine Verhärtung, für andere fühlt es sich wie eine ungewöhnliche Einziehung der Haut nach innen an. Ungefähr so, als bilde sich an der betroffenen Stelle ein Grübchen.

So oder so – wer unter Morbus Dupuytren leidet, merkt relativ schnell, dass er es nicht mit lästiger, aber harmloser Hornhaut infolge zu langer Gartenarbeit zu tun hat, sondern mit etwas anderem, denn die Stelle wird immer härter und spannt, wenn man versucht, die Finger zu strecken. Wie immer im Leben gibt es natürlich auch in diesem Fall eine Variante. In sehr seltenen Fällen merken wenige Patienten zunächst nichts in der hohlen Seite der Hand, sondern spüren als erste Vorboten ihres Dupuytrens kleine Verhärtungen auf den Streckseiten der Fingermittelgelenke. Wir sprechen in diesem Fall von sogenannten Weichteilverhärtungspölsterchen – was für ein Wort! –, international auch Knuckle Pads genannt.

Egal, wo sich die Krankheit zuerst zeigt – die überwiegende Mehrheit der Patienten hat in diesem ersten Stadium des Morbus Dupuytren keine Schmerzen. Ich würde sogar sagen, dass zu Beginn fast keiner Schmerzen hat. Dieses nahezu folgenlose Sich-Einschleichen, dieses Auftauchen im Handumdrehen, macht die Erkrankung in gewisser Weise auch so tückisch. Wo erst mal nichts wehtut, guckt auch kein Arzt hin. Und ebenso kein Patient, der sich vielleicht ein wenig auskennt.

Denn auch wenn Morbus Dupuytren vielfach familiär auftritt, man als Patient also durch erkrankte Angehörige darauf eingestellt sein könnte, eines Tages selbst auch Betroffener zu sein, kommen die wenigsten Patienten, wenn sie keine offensichtlichen Symptome feststellen können.

In meinem Praxisalltag ist Morbus Dupuytren die zweithäufigste Erkrankung, die mir zwischen die Finger kommt.

Ich glaube nicht, dass diese Zahl repräsentativ ist. Mein nahezu tägliches Händeschütteln mit dem Dupuytren hängt vermutlich auch damit zusammen, dass ich eine handchirurgische Schwerpunktpraxis leite, wodurch die Statistik verfälscht wird – und mich deswegen besonders viele Dupuytren-Patienten aufsuchen.

Und dennoch können wir davon ausgehen, dass Dupuytren auf der Landkarte der Handerkrankungen einen sehr großen Raum einnimmt und deshalb in meinem Alltag sehr wichtig ist. Die Krankheit fasziniert mich schon aus dem Grund, weil sie als eine der wenigen innerhalb meines Fachgebietes nicht durch Verletzungen oder Traumata ausgelöst wird.

Es gibt wie gesagt Menschen, die Morbus Dupuytren seit ihrer Geburt grundsätzlich in sich tragen. Doch wir erkennen nicht, bei wem die Krankheit ausbrechen wird. Es gibt bis zum jetzigen Zeitpunkt keinen Gentest, mit dem wir einen Dupuytren sichtbar machen können.

Unter den Patienten gibt es grundsätzlich zwei Varianten.

Die eine Gruppe trifft ein sehr frühes Ausbrechen. Das heißt, die Erkrankung tritt im jugendlichen Alter oder bei noch sehr jungen Erwachsenen auf. Die Verläufe sind in diesem Fall leider oft recht fulminant und besonders aggressiv. Sie enden leider nicht selten in Teilamputationen der betroffenen, zum Beispiel kleinen Finger. Die sogenannte Operation nach Adelmann ist ein schöner, sauberer Eingriff, wie ich finde. Dieser schnelle Schnitt hat mit Mafiamethoden infolge nicht bezahlter Schulden nichts zu tun. Was im ersten Moment vielleicht grausam klingen mag, nehmen viele Patienten als glücklich machende Erlösung wahr.

Die andere, wesentlich häufigere Variante ist, dass die Krankheit in der zweiten Lebenshälfte erstmals ausbricht, also im Regelfall jenseits des 50. Geburtstages. Diese späten Verlaufsformen sind meist weniger dramatisch und eher leichter Natur. Es kommt beispielsweise äußerst selten vor, dass ältere Patienten häufiger als dreimal operiert werden müssen. Aber auf die Operationsmöglichkeiten komme ich später zu sprechen.

Und dann gibt es noch eine weitere Verlaufsform, die ich persönlich am traurigsten finde. Wir sprechen in gar nicht so seltenen Fällen von einer traumatisch verursachten Aktivierung des Dupuytrens. Das bedeutet, dass die Krankheit beispielsweise durch eine Verletzung der Hand ausgelöst wird. Also konkret durch den Bruch eines Fingers. Es passiert auch, dass ein Patient sich etwas auskugelt oder sich ein Band reißt. Manchmal, in ganz seltenen Fällen, kann übrigens auch eine Operation den Dupuytren auslösen. Und zwar leider auch wieder ohne dass wir wissen, warum das so ist. All diese teils mehr, teils weniger unglücklichen Zufälle können dafür verantwortlich sein, dass der schlummernde Dupuytren aktiviert wird und plötzlich die eben schon beschriebenen so typischen Verhärtungen in den Fasern auftreten.

Was kann ich Ihnen also als gesicherte Erkenntnisse über den Dupuytren mitgeben und quasi in die Hand legen? Wir wissen, dass mehr Männer als Frauen erkranken. Statistisch gesehen sind rund 85 Prozent der Patienten männlich.

Wir wissen auch, dass die Krankheit auf der Nordhalbkugel wesentlich häufiger auftritt als auf der Südhalbkugel. Auch hier wissen wir nicht wirklich, warum das so ist. Wir können aber davon ausgehen, dass die Antwort auf diese Frage in den Genen liegt.

Dupuytren wurde früher oft fälschlicherweise mit Alkoholkonsum oder sogar Alkoholmissbrauch in Verbindung gebracht. Viele Patienten schlagen diese Brücke heute immer noch, sodass der erste Satz im Gespräch häufig ist: »Ich habe aber kein Alkoholproblem.«

Bitte merken Sie sich an dieser Stelle unbedingt: Für einen Zusammenhang zwischen Alkohol und der Aktivierung eines Dupuytrens gibt es bis heute keinen Beweis!

Was es gibt, ist das Missverständnis oder Klischee, dass viele Handwerker, die ihren Dupuytren durch ein Trauma während ihrer schweren körperlichen Arbeit ausgelöst haben, überdurchschnittlich häufig nach Bier rochen, als sie mit ihren Symptomen in die Praxen meiner Kollegen kamen. Ich kann Sie wirklich beruhigen: Sie müssen von ihrem Feierabendbier wirklich nicht die Finger lassen.

Aber zurück zu den unterschiedlichen Stufen der Erkrankung. Was ich eben beschrieben habe: Die anfänglich auftretenden, hornhautartigen Veränderungen der Haut entsprechen einem Dupuytren des ersten Stadiums. Im zweiten Stadium ist die Verhärtung in der Handinnenfläche deutlicher, härter und sichtbarer wahrnehmbar. Sichtbarer ist die Erkrankung vor allem aus dem Grund, weil wir es im zweiten Stadium bereits mit einer Funktionsbeeinträchtigung des Fingers im Grundgelenk zu tun haben. Das heißt, der Finger kann häufig schon nicht mehr ganz gestreckt werden.

Einen zu diesem Zeitpunkt unkomplizierten und eindeutigen Nachweis bringt der sogenannte Finger-Table-Test. Dabei bitte ich die Patienten, die Hand mit der Innenfläche nach oben flach auf den Tisch zu legen. Bei einem betroffenen Finger ist das dann schon nicht mehr möglich. Das Grundgelenk steht sichtbar nach oben.

Sie können diesen Test übrigens auch allein und ohne Tisch durchführen. Wenn Sie Ihre Hand seitlich, also mit dem Daumen zuerst, vor Ihr Gesicht halten und dabei ein Finger aus dem Rahmen fällt, weil er mit den anderen nicht in einer Reihe stehen kann oder will, dann ist das ein deutlicher Hinweis auf die Dupuytren'sche Erkrankung.

In den meisten Fällen haben die Patienten zu diesem Zeitpunkt auch schon größere Probleme mit ihrem

Finger, denn sie wollen ja die volle Handfunktion nutzen. Dass sie auf einmal bestimmte Bewegungen nicht mehr bewerkstelligen oder den gewohnten Bewegungsumfang nicht mehr schaffen, macht sich früher oder später durch Schmerzen bemerkbar, die meistens in der Handinnenfläche auftreten.

Wo tatsächlich der Ausgangspunkt dieser Schmerzen liegt, können die Patienten oft gar nicht so genau sagen. Oftmals werden sie an der Sehne im Finger vermutet. Daraus resultiert dann übrigens auch der größte Irrtum im Zusammenhang mit Morbus Dupuytren: Der Volksmund spricht gerne von einer mutmaßlichen – weil eben so empfundenen – Sehnenverkürzung. In diesem fortgeschrittenen Stadium des Dupuytrens sprechen wir umgangssprachlich auch von der Kutscher- oder Aktentaschenkrankheit, weil eben ein Finger krumm bleibt, als habe der zu lange in einer Fehlhaltung ausgeharrt und dadurch eine Hakenform gebildet.

Wenn die Erkrankung schon so weit ausgebildet ist, dann befinden sich die Patienten in Stadium drei oder sogar schon vier. Die Verhärtung breitet sich weiter aus, neben dem Grundgelenk ist dann häufig auch das Mittelgelenk betroffen. Manchmal schreitet der Dupuytren sogar bis zum Ende des Fingers voran.

In ihrer stärksten Ausprägung sorgt die Dupuytren'sche Erkrankung dafür, dass sich der betroffene Finger nicht nur nicht mehr aufstellen, sondern gar nicht mehr bewegen lässt.

Unbehandelt schreitet die Erkrankung in jedem Fall bis zum Stadium vier fort. Der Zeitraum, den die Erkrankung von Stufe eins bis Stufe vier benötigt, ist allerdings völlig unterschiedlich. Viele Dupuytren-Patienten wünschen sich von mir eine prognostische Aussage. Die kann ich leider nicht geben, denn jede einzelne Erkrankung ist individuell.

Ein Morbus Dupuytren lässt sich grundsätzlich nicht stoppen.

Deshalb hört jeder Morbus-Dupuytren-Patient von mir den folgenden

Satz: »Ihre Erkrankung ist grundsätzlich unheilbar.« Ich kann lediglich die Symptome nehmen und lindern oder die Bewegung und Funktionalität des betroffenen Fingers stabilisieren oder verbessern.

Manche Kollegen würden die Behandlung einer Erkrankung mit ausgeschlossener Heilung als deprimierend oder frustrierend bezeichnen. Ich betrachte die Krankheit in erster Linie als Herausforderung.

Beim Karpaltunnelsyndrom gewinne ich das Spiel, ganz klar. Beim Dupuytren geht es auf der Langstrecke allenfalls unentschieden aus: Ich gewinne zwar zunächst funktionell, habe aber eine hohe Rückfallrate beim Wiederauftreten der Symptome. Und trotzdem: Wenn wir die Symptome in Schach halten können, dann sind viele Patienten schon zufrieden und glücklich. Und das können wir.

Es gibt verschiedene Behandlungsansätze. Auch hier beginne ich die Therapie am liebsten konservativ mit spezifischer Handkrankengymnastik und Ergotherapie, um zunächst einmal das Gewebe geschmeidiger und somit den betroffenen Finger wieder beweglicher zu machen. Sehr effizient lässt sich außerdem die Stoßwellentherapie anwenden, die Sie vielleicht von anderen orthopädischen Erkrankungen kennen. Meistens empfehle ich zehn Sitzungen, um gute Ergebnisse zu erzielen. Ähnliche Erfolge erreicht eine röntgenologische Reizbestrahlung, die das Fortschreiten der Faserveränderungen ebenfalls verlangsamen oder sogar aufhalten kann.

Egal, mit welcher dieser drei Methoden wir die Patienten behandeln: Wir dokumentieren die Veränderungen im Handgewebe in Bildern und notieren den Bewegungsradius der Finger in Winkelgraden. Darüber hinaus bitten wir den Patienten in der Regel, einmal im Jahr zur Kontrolle in die Praxis zu kommen, damit wir den Verlauf des Dupuytrens auswerten und einschätzen können.

Bevor ich gleich auf die nicht konservative, also operative Behandlung, eines Dupuytrens zu sprechen komme, möchte ich eine weitere, allerdings umstrittene Methode nicht unerwähnt lassen.

Ein vierter, nicht operativer Therapieansatz ist die Behandlung mit speziellen Injektionen. Forscher haben einen Wirkstoff mit Enzymen entwickelt, welche die Eiweiße in den Verhärtungen auflösen können. Das klang bei der Markteinführung des Präparats erst mal sehr vielversprechend. Falsch oder unsachgemäß eingesetzt besteht allerdings das Risiko, dass sich beim anschließenden Wiederaufrichten des Fingers nicht nur die verhärteten Fasern auflösen, sondern auch die Sehne – die schließlich reißt. Dieses Medikament war in Deutschland nur wenige Wochen auf dem Markt, in der übrigen Welt wird es immer noch verwendet. Ich war an einer Studie darüber beteiligt und kenne auch Kollegen in Deutschland, die ihre Patienten immer noch damit behandeln – teilweise sogar Haus- oder Hautärzte, was in meinen Augen russischem Roulette gleichkommt.

Ich würde heute zur größten Vorsicht raten und Abstand von dieser Therapie nehmen, denn die Risiken unsachgemäßer Verwendung – zum Beispiel durch Kollegen, die teilweise überhaupt keine handchirurgische Erfahrung haben – sind einfach zu groß.

Egal, welchen Therapieansatz wir verfolgen – der erste und wichtigste Schritt ist für mich immer, dass die Patienten so früh wie möglich zu mir oder zu einem anderen Kollegen in die Praxis kommen.

Denn je früher wir mit der Behandlung beginnen, umso besser können wir ihr begegnen. Ich sehe hier besonders bei Morbus Dupuytren einen sehr wichtigen präventiven Auftrag. Der Patient, der im Stadium eins vernünftig und umfassend aufgeklärt ist, wird niemals mit einem Dupuytren Stadium drei oder vier zur weiteren Behandlung kommen.

Sie können also, wenn Sie so wollen, den Verlauf Ihrer Erkrankung selbst in die Hand nehmen. Denn nur wenn Sie als Patient genau wissen, worunter Sie leiden, weil Sie die ersten Symptome sehen und deuten können, kommen Sie mit großer Wahrscheinlichkeit auch rechtzeitig zur Therapie. Das mag ein wenig abgedroschen klingen, aber: Wenn Sie sich gut auskennen, können Sie in Ihren Händen lesen.

Die meisten Patienten sind heute auch dank des Internets überwiegend sehr gut aufgeklärt. Ich hatte das eben schon erwähnt: Viele kennen die genetische Komponente der Dupuytren'schen Erkrankung, weil ihre Eltern ebenfalls betroffen sind.

Ich wage mal eine Prognose: 70 Prozent der Patienten, die vor mir sitzen und sich im ersten oder zweiten Stadium der Erkrankung befinden, wissen sehr genau, worunter sie leiden. Ich kann es nicht oft genug wiederholen, aber ich begrüße es ausdrücklich, wenn Sie als Patienten vor unserem ersten Gespräch so viele Informationen wie möglich sammeln. Umso effektiver wird unsere Zusammenarbeit.

Was können wir also tun, wenn die konservativen Behandlungsmethoden ausgeschöpft sind? Auch hier hilft als Mittel der letzten Wahl die Operation.

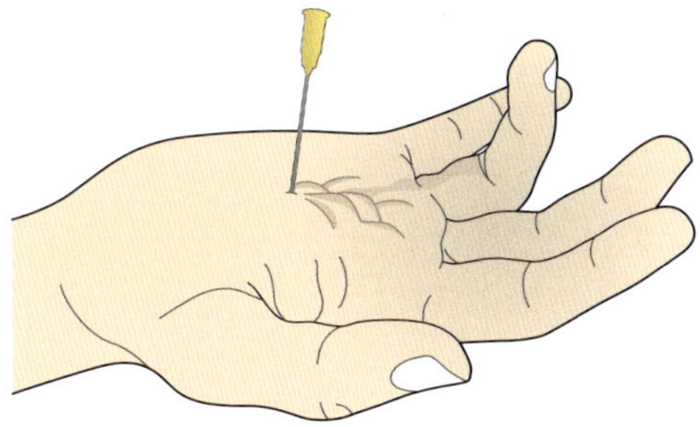

Nadelstichtechnik

Ich möchte an dieser Stelle zunächst die perkutale Nadelfasziotomie oder auch PNF erwähnen. Keine Sorge, Sie müssen sich den Namen nicht merken. Nur, dass die Ergebnisse bahnbrechend sind. Sie werden gleich sehen, warum.

Durch die Behandlung – nennen wir sie der Einfachheit halber mal Nadelstichtechnik –, die ich selbst mit entwickelt habe, ist es uns erlaubt, minimalinvasiv zu operieren. Diese Art der Operation ist dem Stadium zwei oder beginnenden Stadium drei vorbehalten. Ist die Krankheit bereits weiter fortgeschritten, ist das Risiko von Nervenverletzungen zu groß.

Wie genau die PNF durchgeführt wird? Eine Spezialkanüle wird in örtlicher Betäubung unter die Haut eingeführt. Durch den besonderen Schliff der Nadel wird der durch den Dupuytren verhärtete Strang in unterschiedlichen Höhen durchtrennt. Dadurch verliert er seine die typischen Probleme verursachende Spannung – und ich bin anschließend in der Lage, den Finger durch ein Repositionsmanöver wieder aufzurichten.

Der große Vorteil dieser Behandlung gegenüber der herkömmlichen, offenen Operation ist, dass überhaupt keine Narben entstehen. Dadurch ist sie nahezu unbegrenzt oft wiederholbar.

Früher mussten wir im Rahmen der offenen Operation einen großen Zickzackschnitt über die gesamte Innenfläche der Hand vornehmen, um die Stränge zu behandeln. Und Sie kennen das sicher von anderen Eingriffen: Eine Narbe ist immer schlechter durchblutet, somit schlechter ernährt als das andere Gewebe und verursacht dadurch immer weitere Probleme. In dieses einmal operierte Gewebe kann außerdem nicht beliebig oft hineinoperiert werden.

Der Heilungsverlauf der minimalinvasiven Operation ist beinahe bilderbuchartig. Die Patienten tragen zwei Tage lang ein Pflaster, die operierte Hand muss nicht ruhig gestellt werden. Schon am dritten Tag darf die betroffene Hand wieder mit Wasser und Seife in Kontakt kommen und ist fast wieder »wie neu«.

> Nach dem Eingriff arbeiten wir sehr schnell und sehr intensiv mit Physio- und Ergotherapie.

Und je nach Ausbildungsgrad der vorherigen Krümmung des Fingers empfehle ich außerdem Hilfsmittel wie einen von mir entwickelten Handschuh, den die Patienten über Nacht tragen und der dafür sorgt, dass der betroffene Finger in einer gestreckten Position verbleibt, sodass sich die Dupuytren-Stränge nicht so schnell wieder finden.

Sind die mittleren Fingergelenke ebenfalls betroffen, verordne ich einen sogenannten Fingerquengel, der vorübergehend während des Tragens für die Fixierung des mittleren Fingergelenks sorgt. Ziel ist auch hier, dass die sich verhärtenden Stränge möglichst lange keinen Kontakt zueinander haben. Auch hier können Sie selbst etwas zur Verbesserung oder Beschleunigung Ihrer Heilung tun: Jedem Patienten kommt außerdem zum eigenständigen Üben die Therapieknete zugute, durch die das Bindegewebe geschmeidig gehalten wird.

Die große Variante, also die offene Operation, führe ich erst ab Stadium drei durch oder wenn Patienten zu mir kommen, die bereits offen operiert wurden. Der Eingriff ist mit einem großen Schnitt und einer dementsprechend großen Narbe verbunden. Auch die Nachsorge verläuft wesentlich komplizierter als bei der minimalinvasiven Variante.

Nur ein Beispiel: Bei der offenen Operation fällt der Handschuh als wichtige Therapiehilfe zunächst aus, weil die Wundsituation es frühestens nach zwei Wochen erlauben würde, ihn zu tragen. Häufig dauert die Wundheilung sogar bis zu vier Wochen und verläuft sekundär. Das bedeutet nichts anderes, als dass erst obere Hautareale absterben müssen und neue Haut von unten nachwachsen muss, bevor die Wunde komplett verheilt. Das macht den Verlauf so langwierig. Wir haben es infolge einer offenen Operation außerdem sehr häufig mit Schwellungen zu tun, die ebenfalls heilungsverzögernd wirken.

Viele Patienten können nach einem derartigen Eingriff wochenlang niemandem die Hand geben, nicht schreiben, keine Maus bedienen. Das kann weder ich noch der Patient so wollen. Die komplette Heilung nimmt meist drei Monate in Anspruch. Das wäre fast 50-mal so lange wie nach einem minimalinvasiven Eingriff.

Beide Methoden bezahlt übrigens Ihre Krankenkasse.

Aber auch an diesem Beispiel sehen Sie: Genaues Beobachten hilft dabei, frühzeitig zum Arzt zu gehen – und dem Dupuytren möglichst am Anfang zu begegnen.

Ein Rat, den ich allen meinen Dupuytren-Patienten geben kann:

Wenn Sie feststellen, dass sich ein verhärtender Strang ausbildet, halten Sie Ihre Finger beweglich und geschmeidig. Haut- und Handpflege sind, so banal das auch klingen mag, ein nicht zu vernachlässigender Aspekt. Denn besonders eine verhornende Handinnenfläche, wie wir sie bei Menschen vorfinden, die stark körperlich und somit auch mit den Händen arbeiten, verhärtet die Stränge zusätzlich, wodurch sich die Symptome verschlimmern.

Aber Vorsicht: Man sollte auf keinen Fall mit aller Gewalt gegen den sich verhärtenden Strang arbeiten, also die Finger bewusst überstrecken. Denn eine solche starke Bewegung erfüllt dann wieder das bereits beschriebene Kriterium der traumatischen Aktivierung, weil sich die Betroffenen auf diese Weise kleine Verletzungen zuziehen können, die das Fortschreiten der Krankheit unterstützen oder beschleunigen.

Sollten Sie wissen, dass die Krankheit in Ihrer Familie vorkommt, aber selbst nicht betroffen sein, rate ich Ihnen: Leben Sie Ihr Leben so normal wie möglich. Nur, weil Sie an einem inaktiven Dupuytren leiden, sollten Sie sich nicht einschränken. Es gibt wirklich nichts, was Sie bewusst tun oder lassen könnten, um eine Krankheit hinauszuzögern, von der Sie sowieso gar nicht wissen, wann und ob sie überhaupt ausbricht.

Die gleiche Erkrankung kann übrigens auch im Bindegewebe an der Fußsohle auftreten. Bis dorthin ist mein Kollege Dupuytren allerdings nicht vorgedrungen – und wir werden es jetzt auch nicht tun. Ich wollte Ihnen diese Information allerdings nicht vorenthalten. Der Kollege, der sich mit dem Dupuytren der Füße verewigt hat, war mein Kollege, der Chirurg Dr. Georg Ledderhose (1855–1925), mit der nach ihm benannten Erkrankung Morbus Ledderhose. Sie sehen, auch in der Medizin muss alles Hand und Fuß haben.

DAS RSI-SYNDROM – SCHUTZ DES KÖRPERS VOR UNS SELBST

In den allermeisten Fällen ist der Weg von der Diagnose zur Therapie ein kurzer. Die Probleme sind schnell erkannt, die Möglichkeiten, sie zu beheben, klar und überschaubar. Nicht so beim RSI-Syndrom. Auch deshalb ist diese Erkrankung möglicherweise die herausforderndste in meinem Alltag als Handchirurg. Warum das so ist? Sie tarnt sich zunächst.

Oliver Sacks, ein berühmter amerikanischer Neurologe, beschrieb die Erkrankung, der ich mich in diesem Kapitel widmen möchte, in seinem gleichnamigen Bestseller so: »Der Tag, an dem mein Bein fortging«. So absurd es klingt, aber wir können Gliedmaßen vergessen, sodass sie uns nicht mehr gehorchen. Bei manchen Patienten äußert sich das RSI-Syndrom auch durch chronische Schmerzen in sogenannten Erfolgsorganen.

Ein Beispiel? Ich muss an dieser Stelle immer an den Berufsmusiker denken, der plötzlich und ohne Vorwarnung nicht mehr in der Lage ist, seine Finger koordiniert auf die Saiten seiner Geige oder die Tasten seines Klaviers zu setzen. Die Hand tut nicht mehr, was der Kopf will.

Aber gehen wir erst mal einen Schritt zurück. RSI steht für *Repetitive Strain Injury,* was so viel bedeutet wie »Verletzung durch wiederholte Beanspruchung und Belastung«. Das kann eigentlich jeden treffen – den Musiker, die Sekretärin oder den Arbeiter am Fließband.

In der Regel handelt es sich um eine Kombination aus vielen kleinen Einzeltraumata, also eine Vielzahl kleiner Verletzungen. Ein RSI-Syndrom ist bei genauerer Betrachtung eben nicht nur eine Sehnenscheidenentzündung beim Musiker. Es ist ebenfalls auch nicht der – wie wir ihn in Deutschland gerne nennen – Mausarm der Büroangestellten, die vor lauter Schmerzen ihren Computer nicht mehr bedienen kann. Oder der sogenannte Tennisarm – das sind jeweils nur einzelne Komponenten einer komplexen Erkrankung und nur Teile von ihnen.

Wir wissen, dass es zwar jeden treffen kann, aber nicht jeder erkrankt. An einem optimalen Arbeitsplatz, in einer optimalen Sitzposition, wird weder der Berufsmusiker noch die Sekretärin an einem RSI-Syndrom erkranken. Wenn bei den Ursachen ein Puzzleteil fehlt, wird die Erkrankung nicht entstehen. Ich kenne Musiker, die die kompletten Goldberg-Variationen spielen, ohne jemals ein Problem zu bekommen. Ganz einfach, weil das Grundgerüst optimal auf die Tätigkeit ausgerichtet ist.

Es gibt dieses optimale Gerüst übrigens. Das hat dann in der Regel mit dem allgemeinen Trainingszustand zu tun und wie man, wenn wir noch mal auf das Beispiel des Musikers blicken, von Haus aus angeleitet wurde, sich mit seinem Instrument zu bewegen.

Doch wann genau fangen diese Wiederholungen an, unseren Körper zu stressen? Es gibt leider keine allgemeingültige Formel. Sicher ist: Es ist nicht die Wiederholung allein, die die Krankheit auslöst, sondern die Wiederholung in einer Zwangshaltung. Und wir müssen davon ausgehen, dass jeder Fall sehr individuell zu betrachten ist.

Ich bin froh, dass ich selbst bislang vom RSI-Syndrom verschont geblieben bin. Dennoch kann ich mir ein gutes Bild machen.

Die Krankheit verläuft schleichend. Viele Patienten berichten am Anfang von einem Abfall der Leistungsfähigkeit ihrer Hände und Arme. Sie fühlen sich nicht mehr so belastbar. Zum Beispiel klagen Patienten darüber, dass sie nicht mehr so lange wie sonst ein Buch halten können oder konkret berufsspezifisch Veränderungen feststellen. Zum Beispiel berichten Sekretärinnen oder Verwaltungsangestellte immer wieder davon, dass sie nicht mehr so lange und so viel schreiben können. Der Arm wird müde, schwer oder langsam. Die Betroffenen haben anfangs leichtere Schmerzsymptome, die durch den Druck des Arbeitslebens oder unserer Zeit im Allgemeinen erst mal ignoriert oder mit frei verkäuflichen Schmerzmitteln behandelt werden. Viele Menschen nehmen gedankenlos Ibuprofen oder Aspirin und hoffen, dass das Problem von allein wieder verschwindet. Die Arbeit wartet ja. Oftmals kommt zu den Schmerzen, die noch aushaltbar sind, am Morgen auch eine gewisse Steifigkeit in den Händen dazu. Das wird landläufig meistens auch nicht mit dem RSI-Syndrom in Verbindung gebracht. Viele Menschen denken dann zunächst an Arthrose oder Gicht.

Doch leider werden die Symptome meist immer schlimmer und fast alle Patienten kommen an den Punkt, an dem es nicht mehr ohne ärztliche Hilfe geht. Der erste Weg führt oft zum Hausarzt oder zum Allgemeinmediziner. Damit beginnt oft ein langer Leidensweg, weil der unerfahrene Kollege schnell mit seinem Latein am Ende ist. Ich sehe viele Patienten erst an einem fortgeschrittenen Punkt ihres Leidensweges. An diesem Punkt beobachte ich meistens starke Schmerzen, die bis hin zur Bewegungsunfähigkeit reichen. Das heißt, dass bestimmte Funktionen nicht mehr angesteuert werden können. Vor allem kann man nicht mehr dauerhaft arbeiten.

Das RSI-Syndrom tritt besonders häufig an den Händen, an den Unterarmen und den Armen auf, ganz einfach aus dem Grund, weil viele Tätigkeiten und Berufe sitzend ausgeführt werden, sodass die unteren Extremitäten eher selten betroffen sind.

Die Hände sind umso häufiger betroffen, weil sie das Erfolgsorgan der Muskulatur der Arme sind.

Wenn ich also beispielsweise am Arm oder am Unterarm ein Problem habe, wird es sich weiter unten bemerkbar machen – meine Hände werden nicht mehr funktionieren. Dort nehmen wir die Erkrankung dann logischerweise auch zuerst wahr. Es kommt wie gesagt vor, dass einzelne Finger nicht mehr bewegt werden können. Manchmal auch die ganze Hand. Der Mediziner spricht dann von einer fokalen Dystonie. Warum die Erkrankung so extreme Ausmaße annimmt?

Im Grunde kann man sagen, dass das Gehirn den Körper vor dem Patienten schützt. Wie ich zu diesem Schluss komme? In aller Regel lassen sich bei Patienten, die mit diesen Symptomen zu mir kommen, gar keine strukturellen Veränderungen feststellen.

Als Arzt mache ich in diesen Fällen häufig erst mal Ultraschalluntersuchungen, Röntgenaufnahmen, vielleicht auch ein MRT – und in den allermeisten Fällen sind die Bildgebungen unauffällig. Man sieht auf den Bildern keine Sehnenscheidenentzündungen mit Flüssigkeitsansammlung, man sieht keine gerissene Sehne oder Ähnliches. Man sieht ganz oft ganz wenig.

> Das macht das RSI-Syndrom sehr schwierig und auch sozioökologisch nicht leicht, weil viele Patienten unter dem Verdacht stehen, sie seien Simulanten.

Das RSI-Syndrom lässt sich schlecht überprüfen. Ich kenne Fälle, bei denen Patienten zum medizinischen Dienst ihrer Krankenkasse mussten, um sich begutachten zu lassen, und denen ein Arzt gegenübersaß, der noch nie von der Erkrankung gehört hat und nach Befundlage entscheidet. Diesen Patienten wird oft unrecht getan.

Der Leidensweg dieser Patienten ist sehr lang. Das RSI-Syndrom wird selten erkannt und somit wird nicht immer sofort die richtige Therapie gefunden. Der Leidensdruck ist zudem extrem hoch. Gerade in Berufen, die eine hohe Erfolgserwartung haben. Dazu zählt, ich erwähne ihn noch mal, der Berufsmusiker. Ängste vor dem Verlust des Arbeitsplatzes spielen bei dieser Erkrankung und ihrer Behandlung eine wesentliche Rolle.

Es gibt beim RSI-Syndrom keine eindeutige Diagnosestellung. Sie besteht aus der Erhebung der Krankheitsgeschichte, einer körperlichen Untersuchung, dem bisherigen Krankheitsverlauf und der Untersuchung der Funktionen. Eine Bildgebung halte ich in jedem Fall für sinnvoll, weil letztlich der nicht vorhandene Befund die Diagnose ja auch bestätigt. In einem frühen Stadium kann man ein RSI-Syndrom noch stoppen. Zu Beginn versuchen wir es sehr intensiv mit Physio-, Ergotherapie und der Kontrolle der Arbeitsplatzergonomie. Wir versuchen, kleine Veränderungen im Bewegungsablauf herbeizuführen und somit auch die Arbeitsweisen zu optimieren.

Die fünfte Symphonie von Beethoven wird immer die fünfte Symphonie bleiben, aber jeder Musiker, dem sein RSI-Syndrom bekannt ist, kann sich anders, individueller vorbereiten, zum Beispiel mit bestimmten Techniken zur Erwärmung.

In dieser frühen Phase, in der ich das RSI-Syndrom noch drehen will, kann ein Rausziehen aus der auslösenden Situation – in diesem Fall konkret eine Krankschreibung – auch sehr viel Sinn machen. Wir peilen einen Zeitraum von vier bis sechs Wochen an. Eine nicht medikamentöse Therapie ist allerdings nur dann vielversprechend, wenn wir erst am Anfang der Erkrankung stehen – und sofort handeln. Wenn das RSI-Syndrom bereits fortgeschritten ist, kann die Behandlung bis zu einem halben Jahr oder auch zwölf Monate in Anspruch nehmen. Für mich ist dann zwar die Diagnostik einfacher, die Behandlung dafür umso schwieriger.

Es gibt vielerlei medikamentöse Ansätze. Häufig ist es so, dass man nicht gleich von Beginn an die stärksten Medikamente verabreicht. Ein Ziel ist, die Muskeln zu entspannen. Andererseits müssen wir häufig auch auf der Ebene der Psyche arbeiten. Das ist nicht ganz einfach, weil sich viele Patienten immer dann, wenn Psychopharmaka im Spiel sind, in eine Ecke gedrängt fühlen, in der sie nicht sein wollen. Niemand will das Gefühl haben, er bilde sich eine Erkrankung nur ein. Manchmal muss man allerdings die psychische Anspannungshaltung reduzieren, um auch die Muskelspannung zu reduzieren.

Egal, in welchem Stadium der Patient zu mir kommt: Am wichtigsten ist fast immer, die Bewegung wieder anzutrainieren – allerdings unter Weglassung der eigentlichen, auslösenden Ursache. Wenn ich Musiker behandle, bitte ich sie immer, das Instrument mitzubringen, damit ich sehen kann, wie er sitzt und spielt. Harfenisten und Klavierspieler scheiden bei dieser Methode in meinen Praxisräumen leider aus.

Im Alltag kann die Behandlung eines RSI-Syndroms Detektivarbeit sein und ist nur bedingt meine Aufgabe. Die erfolgreiche Behandlung liegt in einer engen, interdisziplinären Zusammenarbeit mit anderen Experten: Physiotherapeuten und Arbeitsmediziner sind sehr wichtige Partner.

Die Häufigkeit des RSI-Syndroms hat insgesamt zugenommen, denn die Monotonie der Arbeit hat ebenfalls zugenommen. Dass der Einzelne mehr Stress hat und mehr leisten muss, ist sicherlich ebenfalls ein Symptom unserer Zeit und ein Krankheitsbild unserer Gesellschaft.

Allerdings – und das ist ein positives Zeichen: Ich beobachte eine offenere Bereitschaft der Menschen, mit unklaren Dingen zum Arzt zu gehen. Es besteht mehr Vertrauen in der Bevölkerung zur modernen Medizin, nicht als Simulant oder psychisch auffällig zu gelten. Die Medien und das Internet sorgen schließlich dafür, dass man irgendwann an den richtigen Arzt gerät.

Ich kann und muss ganz klar sagen: Die Häufigkeit des RSI-Syndroms nimmt deutlich zu.

Über das ganze Jahr gerechnet habe ich sicherlich 2500 Patienten, die darunter leiden. Ich kann nicht jeden heilen. Allenfalls ein Drittel. Bei den anderen zwei Dritteln verbessert man die Krankheit vorübergehend, aber sie kommt zurück.

Das liegt leider auch an unserem Gesundheitssystem, das uns nur begrenzte Budgets zur Verfügung stellt. Das ist aber eigentlich gar nicht so schlimm. Denn besonders beim RSI-Syndrom gilt diese alte Regel: Eine Stunde beim Physiotherapeuten gewesen zu sein, bedeutet, dass man 23 Stunden nichts gemacht hat – und somit keine Wunder erwarten darf.

Auch kommt hinzu, dass nicht jeder Patient eine besonders hohe Eigeninitiative hat, die zuvor identifizierten, belastenden Dinge in seinem Leben zu verändern. Es ist manchmal schwierig einzuschätzen, wer überhaupt wirklich geheilt werden kann und will. Denn ohne Eigeninitiative, ohne die Bereitschaft, seinen Alltag anzupassen, wird es keine Heilung geben.

Wenn ich beispielsweise jeden Tag nach Hause komme und mich nur negativ über meine berufliche Situation äußere und dann in der Konsequenz nichts ändere, dann wird das RSI-Syndrom immer wieder auftreten.

Ich wage außerdem die These, dass der freudig-frohe Verwaltungsangestellte, der seinen Beruf liebt und gerne ausübt, niemals an einem RSI-Syndrom leiden wird. Wen trifft das RSI-Syndrom und wen nicht? Es gibt keine Auffälligkeiten, was die Patienten betrifft. Allerdings beobachte ich, dass häufiger Frauen betroffen sind als Männer. Wenn die Krankheit dann aber auftaucht, dann lassen sich meist bestimmte Stress- und Drucksituationen nachweisen. Die Seele spielt eine sehr große Rolle.

Ich habe es übrigens noch nie erlebt, dass sich die Funktionsfähigkeit der betroffenen Finger nicht wiederherstellen ließe.

Allerdings habe ich es schon erlebt, dass die Handfunktion nach der Erkrankung nicht wieder auf dem Niveau war wie vorher. Operative Eingriffe machen beim RSI-Syndrom so gut wie nie Sinn. Denn sie würden gestressten Funktionsapparaten ein zusätzliches Trauma zufügen. Um ehrlich zu sein, habe ich häufig erlebt, dass Operationen die Symptome noch verschlimmert haben.

Das RSI-Syndrom mag schwierig sein und manchmal nerven, weil sich die Erkrankung manchmal sehr lange ausdehnt. Allerdings ist es für mich auch eines der schönsten Felder der Handchirurgie, weil ich mit Menschen arbeiten kann, die lange nicht wirklich ernst genommen wurden. Plötzlich fassen sie wieder Mut und können Erfolge beobachten. Das ist auch für mich als Arzt jedes Mal wieder eine große Freude und tatsächlich auch ein Erfolg.

Also: Muss eine Hand operiert werden oder nicht? Oftmals geht es um Arthrosen oder um Brüche.

Sehr häufig werde ich auch gefragt, ob man eine bestimmte Erkrankung ganz anders operieren kann. Also beim Dupuytren beispielsweise die Nadelstichtechnik im Gegensatz zur offenen Operation. Und Patienten, die grundsätzlich eine Operation scheuen, möchten mehr über eventuell noch weitere konservative Behandlungsmethoden erfahren.

In aller Regel muss man sagen, dass eine Spezialisierung auf ein Fachgebiet besonders beim Aspekt der Zweitmeinung sehr hilfreich ist. Meistens kann die zweite Meinung dem Patienten helfen. Ich würde nicht sagen, dass die zweite Meinung generell auch richtiger und wichtiger ist als die erste. Aber meine Erfahrung ist: Selbst wenn die Zweitmeinung die Erstmeinung bestätigt, nimmt der Patient die Diagnose beim zweiten Mal anders auf.

Warum das so ist? Er ist nicht zum ersten Mal mit der Diagnose konfrontiert. Er hat sich in aller Regel schon anderswo informiert und sein persönlicher Schock über die Krankheit, die ihm diagnostiziert wurde, ist schon etwas verflogen.

Ich glaube – und dafür habe ich keine Beweise –, dass ein Patient, wenn man ihn eine Stunde nach der Erklärung der Zweitmeinung befragen würde, mehr von ihr behalten hat und reproduzieren kann als nach der Erstdiagnose. Insofern hat die zweite Meinung für den Patienten immer auch unbewusst ein besonderes Gewicht.

Ich habe leider immer wieder Fälle erlebt, bei denen ich die Hände über dem Kopf zusammengeschlagen habe, nachdem ich die erste Meinung gelesen habe und eine zweite abgeben sollte. Es gibt leider, man darf das nie vergessen, Kollegen, die mit ihren Diagnosen sehr falschliegen. Fehler sind menschlich. Manche sind aber einfach nur dumm.

Ich versuche dann, dem Patienten zu erklären, dass der bisherige Behandlungsweg nicht der richtige war, und

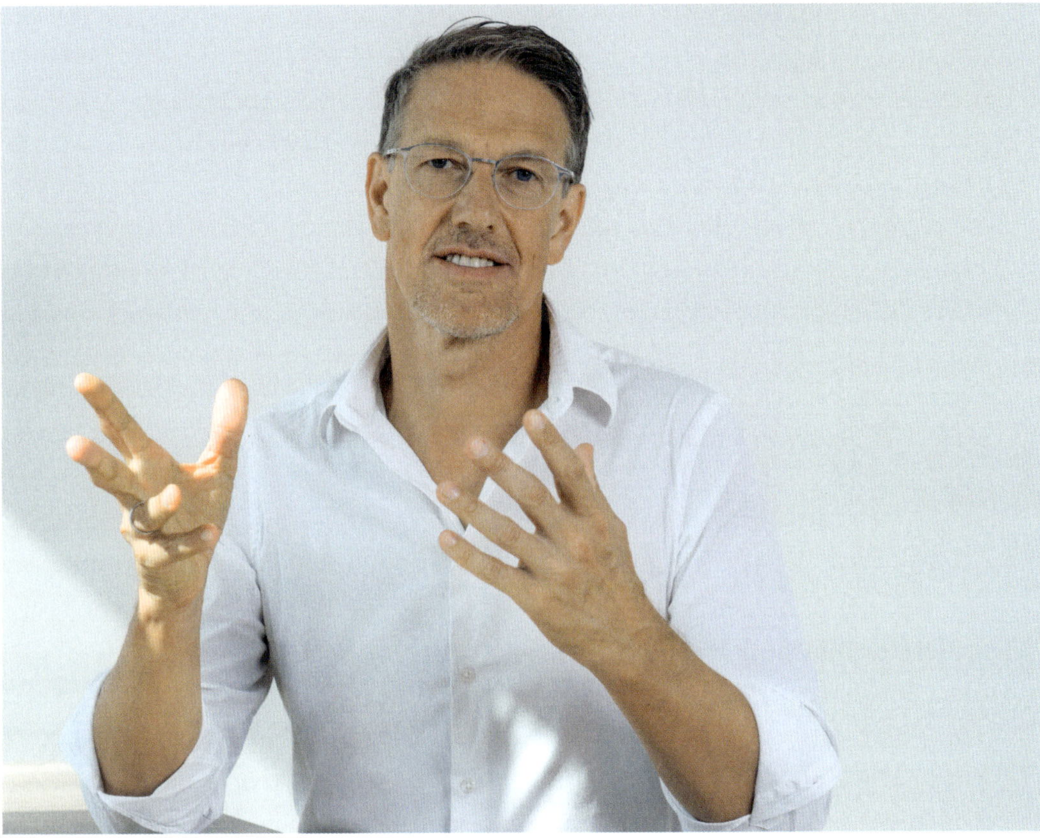

Eine Operation muss gut überlegt sein

ihn auf den richtigen Weg zu begleiten. Wenn möglich, telefoniere ich mit dem bislang behandelnden Arzt und scheue mich auch vor keinem Streit. Wenn eine eklatante Fehldiagnose aus einem Krankenhaus zu mir kommt, dann liegt es nach meiner Beobachtung häufig an einer nicht sehr interessierten Klinikleitung und oft auch daran, dass der Patient aus noch nicht so erfahrenen Händen zu mir kam. In diesen Fällen habe ich einen pädagogischen Anspruch: Ich telefoniere dann nicht mit dem bisherigen, oft jungen Arzt, sondern mit seinem Vorgesetzten. Kommt ein Patient mit einer Fehldiagnose von einem erfahrenen Kollegen zu mir, dann ist mein Anspruch eher informierender Natur und ich teile ihm mit, dass ich dem Patienten nicht dazu angeraten habe, ihn zu verklagen. Oft machen Patienten das nämlich, wenn sie sich als Opfer einer Fehldiagnose sehen.

Die zweite Meinung ist eine sehr zeitintensive Angelegenheit. Oft kommen Patienten auch mehrfach deswegen in meine Praxis. Es gibt in der Medizin eine große Diskussion darüber, ob die Zweitmeinung eine Kassenleistung ist oder nicht. Ich kann diese Frage auch nicht eindeutig beantworten. Ich denke aber, dass die Erstberatung in jedem Fall von der Krankenkasse übernommen werden sollte.

> Man muss sicherlich nicht bei jeder Erkrankung eine zweite Meinung einholen.

Man sollte auch nicht grundsätzlich seinem Arzt misstrauen. Mir fällt niemand ein, der beim Wechseln der Reifen kontrolliert, ob die Muttern richtig angezogen sind.

Eine Frage, die mir immer wieder gestellt wird, ist folgende: Wie finde ich überhaupt den richtigen Arzt? Egal ob für die erste oder für die zweite Meinung. Wenn es um Operationen geht, kann man sich beim kassenärztlichen Dienst oder an Foren im Internet orientieren, die Hilfestellung geben, indem sie Fragen auflisten, die man seinem Operateur stellen sollte. Aber am Ende hängt alles vom Arzt-Patienten-Verhältnis ab.

> Wir brauchen ein besseres System und vor allem mehr Transparenz.

Bestimmte medizinische Bezeichnungen können nur vor der Ärztekammer erworben werden, die dafür einen Prüfungs- und Nachweiskatalog verlangt. Für mich gesprochen heißt das: Ich darf mich nur dann Handchirurg nennen und die Bezeichnung tragen, wenn ich eine dreijährige Zusatzausbildung genossen habe, bestimmte Operationen in bestimmten Kategorien nachweisen kann und regelmäßig Fortbildungen besuche. Das ist schon ein gewisser Qualitätsnachweis. Dennoch ist unser System unsauber: Jeder Arzt kann »Handchirurgie« auf sein Schild schreiben, auch wenn er kein wie eben beschriebener Handchirurg ist. **Abschließend kann ich sagen:** Es ist eigentlich wie immer im Leben. Eine gute Medizin erfordert viel Information und eine gute Kommunikation. Vielfach wachsen die Vertrauensverhältnisse über Jahre. Lassen Sie sich nicht nach wenigen Minuten irritieren. Vertrauen Sie Ihrem Arzt, den Sie am längsten kennen, und nehmen Sie dieses Verhältnis als Basis.

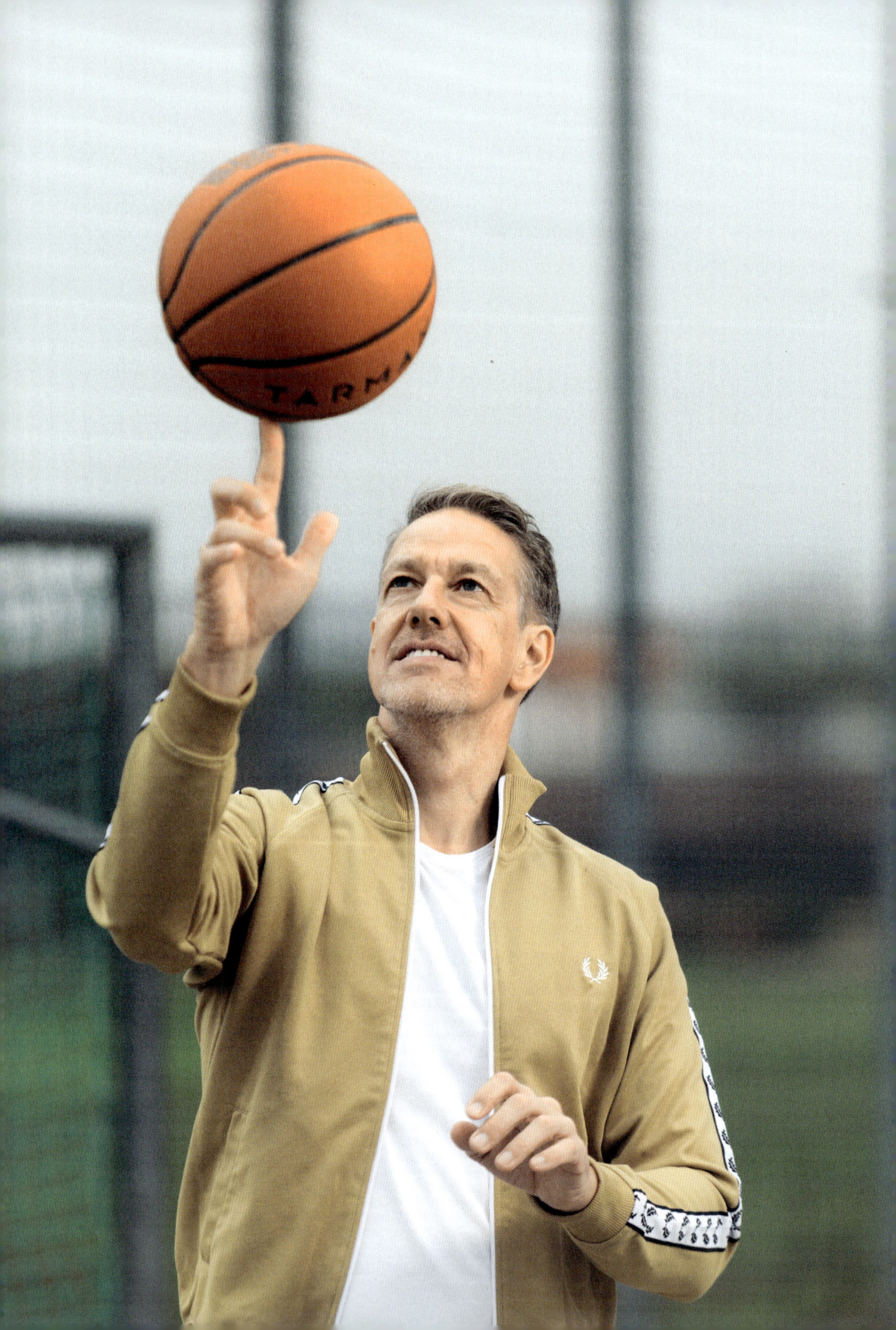

BLEIBEN SIE FINGERFERTIG! PRAKTISCHE UND SINNVOLLE HANDHELFER-ÜBUNGEN FÜR JEDEN TAG

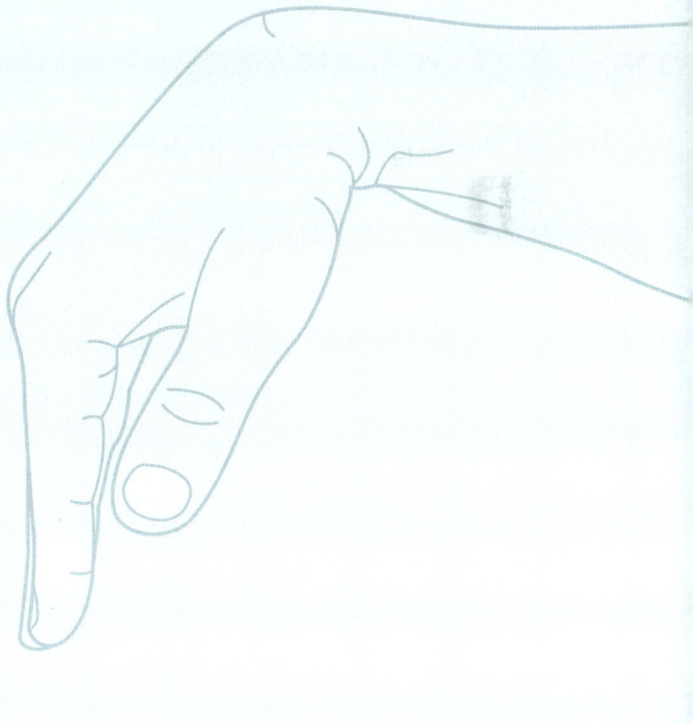

SIE HABEN DIE GESUNDHEIT IHRER HÄNDE SELBST IN DER HAND

Und das im wahrsten Sinne des Wortes. Es liegt ganz allein an Ihnen, wie viel und wie oft Sie sich um Ihre Hände kümmern. Sicher ist: Ihre Hände werden es Ihnen danken.

Aber fangen wir erst mal ganz optimistisch an. Wenn Sie Glück haben, dann zählen Sie zu der wahrscheinlich sehr geringen Minderheit der Menschen, die ihre Hände von Natur aus in der ganzen Bandbreite ihrer Funktionen und Beweglichkeit benutzen und somit also wahrscheinlich kein zusätzliches Training benötigen.

Wie gesagt: Wenn Sie Glück haben. Das könnte ja tatsächlich der Fall sein. Deshalb lasse ich Ihnen kurz die Chance, daran zu glauben, dass Sie Ihre Hände wirklich optimal bewegen und fordern.

Die Wahrheit ist leider: Die meisten von uns tun genau das nicht, haben Pech – und Ihre Hände das Nachsehen.

Wir quälen uns in Fitnessstudios, damit wir Muskeln aufbauen, die zwar vor dem Spiegel und am Strand besonders gut aussehen – aber ansonsten recht sinnlos sind. Wir laufen immer und immer wieder endlos lange Runden durch den Park, damit wir uns am Wochenende das Stückchen Torte nicht verkneifen müssen. Wir schwitzen in aufgeheizten Yogastudios, immer auf der Suche nach unserer inneren Mitte.

Aber an unsere Hände, diese beiden Werkzeuge, ohne die wir nicht mal einen Toilettengang heil überstehen, uns die Socken anziehen oder eine Orange auspressen können, an unsere Hände denken wir meist erst dann, wenn es zu spät ist – und sie uns Beschwerden bereiten.

Dabei wäre es so einfach, etwas für unsere Hände zu tun. Es muss gar nicht immer jeden Tag sein. Ich wäre schon zufrieden, wenn Sie sich nur jeden zweiten Tag ein paar Minuten Zeit nehmen würden.

Sie brauchen dafür keine Mitgliedschaft im Sportstudio, Sie brauchen keine Ausrüstung, keinen teuren Personal Trainer und erst recht keine neuen Outfits. Sie können alle Übungen, die Ihre Hände gesund halten, auch nebenbei im Büro machen, in einem Meeting, in der U-Bahn, im Kino oder von mir aus auch mit Ihren Kindern auf dem Spielplatz.

Was ich damit sagen möchte: Das Training, das ich Ihnen empfehle, kostet Sie kein Geld, kaum Zeit, es benötigt keine Vorkenntnisse und Sie können es immer, jederzeit und allein absolvieren.

Ich stelle immer wieder fest: Die meisten Menschen wissen nicht, dass unsere Hände nicht bloß aus Haut und Knochen bestehen, sondern zu einem wesentlichen Teil aus Muskeln. Und wenn diese Muskeln nicht trainiert werden, kommt es früher oder später zu Problemen. Natürlich übernimmt die Unterarmmuskulatur auch einen großen Teil der Handarbeit, aber allein in jeder Hand arbeiten rund 15 Muskeln. Und wenn nur einer davon krank ist, dann sind alle krank. Die Hand ist eine funktionelle Einheit, die – verzeihen Sie mir das Bonmot – Hand in Hand spielt. Wenn ein Muskel ausfällt, dann ist die harmonische Handfunktion gestört. Und Sie ahnen es schon: Jede Störung schafft weitere Probleme.

Im Idealfall kommen wir mit voll funktionierenden Händen zur Welt, deren Gesundheit erst im Laufe des Lebens überwiegend von äußeren Einflüssen wie Sport, Unfällen oder Fehlbelastungen bedroht wird.

Dabei gilt die Faustregel: 30 Prozent unserer Gelenkfunktionen, egal ob an der Hand oder anderswo, sind Luxusfunktionen. Wenn sie wegfielen, kämen wir immer noch wunderbar im Leben zurecht.

Viele unserer Handfunktionen haben wir uns allerdings einfach abgewöhnt. Wir machen zum Beispiel keine kleine Faust mehr. Also die Faust, für die wir nur die oberen Hälften der Finger ballen. Nun können Sie sagen: Die kleine Faust, die brauchen wir ja auch nicht. Das mag vom Nutzen her betrachtet richtig sein.

Aber das ist zu kurz gedacht. Veränderungen an den Gelenken beginnen immer auch damit, dass sich die äußeren Stabilisatoren des Gelenkes verringern. Wenn wir bestimmte Funktionen zu wenig oder gar nicht mehr nutzen, leiden die Muskeln. Sie verkürzen, verhärten sich, haben damit ein geringeres Bewegungsausmaß und somit eine geringere Stoffwechselleistung. Und, Sie ahnen es schon: Bei Ihnen meldet sich der Schmerz.

Und ganz abgesehen davon: Wenn bestimmte Bewegungsabläufe aus dem Alltag verschwinden oder nicht mehr abgerufen werden, sind wir irgendwann auch nicht mehr dazu in der Lage.

Ein Beispiel, das vielleicht jeder zumindest aus Erzählungen kennt: Derjenige, der einen Gips tragen muss, kommt nach den Wochen der Genesung zunächst einmal steif wieder heraus – und muss viele Bewegungen erst wieder erlernen. Warum das so ist? Die Bänder und die Weichteile müssen sich anfangs wieder daran gewöhnen, etwas anderes zu tun, als sich ruhig zu verhalten. Sie müssen – so banal das klingt – lernen, sich wieder zu bewegen.

Es gibt so viele Beispiele. Ich nenne Ihnen noch eins, das jeder nachvollziehen kann.

Ich stelle im Praxisalltag oft fest, dass uns seit einiger Zeit der klassische Schließgriff verloren geht. Sie wissen schon: Wir benutzen ihn am Fenster oder am Schloss der Autotür. Plötzlich bereitet eine scheinbar alltägliche Bewegung oder Funktion unserer Hände zunehmend Probleme.

Wie öffnen wir unsere Autos mittlerweile überwiegend? Richtig – mit der Fernbedienung.

Und wie öffnen wir anschließend das Garagentor? Genau – mit einem Knopfdruck. Und wie öffnen wir am Montagmorgen die verschlossenen Türen im Büro? Mit einer Chipkarte. Oder sogar mit einem Augenscanner. Und so passiert es, dass langsam, aber sicher das Herumdrehen eines Schlüssels im Schloss zu einer schmerzhaften Herausforderung für unsere Hände wird.

Auch hier gibt es eine gute Nachricht: Wir können unsere Hände in jedem Alter trainieren.

Die drei zentralen Säulen dabei sind immer Muskeltraining, Beweglichkeitstraining und Gefühlstraining. Durch bestimmte Übungen erhöhen sich – wenn wir sie regelmäßig durchführen – die Stoffwechselleistung und die Durchblutung in den Händen. Und wir trainieren außerdem die Vielfältigkeit der Bewegungsabläufe.

Durch die Übungen verbessern wir nicht nur die Funktionalität unserer Hände. Sie fördern auch die Neuroplastizität im Gehirn. Denn im Gehirn nehmen unsere Hände normalerweise ein sehr großes Areal ein. So weit, so gut. Dennoch ist uns der Normalfall schon lange abhandengekommen.

Wenn wir unsere Hände nicht ausreichend benutzen, wird das für sie im Gehirn vorgesehene Areal im Gehirn kleiner und liegt letztlich brach. Und weder Sie noch ich müssen Experte auf diesem Gebiet sein, um sagen zu können, dass es niemals gut sein kann, wenn unser Gehirn unterbeschäftigt ist.

Es ist für das Training völlig egal, ob wir jung oder alt sind. Wir müssen es nur regelmäßig tun. Wenn Sie früh genug damit anfangen, lassen sich viele Erkrankungen hinauszögern oder sogar ganz vermeiden. Die folgenden Übungen sind deshalb für jede Hand wichtig.

Eine Regel, die für alle Übungen gilt: Gehen Sie nicht in den Schmerz! Das Training darf und soll nicht wehtun. Es ist auch egal, ob sie Rechts- oder Linkshänder sind. Das Training wird immer Ihre Bewegungskoordination verbessern. Und – das sollte Ihnen keine Sorgen bereiten: Es wird immer so sein, dass eine Hand mehr Kraft hat als die andere.

Ich möchte Ihnen die folgenden Übungen ans Herz legen und – ja – an die Hand geben. Denn wir müssen uns ja nicht in meiner Praxis kennenlernen.

▪ ÜBUNG: DIE FINGERWANDERUNG

Mit dieser Übung stärken Sie die Mittelhandmuskulatur. Sie brauchen diese Muskulatur eigentlich für alle Arbeiten am Computer. Außerdem für alle Handgriffe, die mit Greifen und Umfassen zu tun haben. Aber auch besonders, um durch die Arbeit am Computer, die unsere Hände ja in aller Regel eng zusammenführt, elastisch zu halten. **Das Beste an dieser Übung:** Sie hat einen Two-in-one-Effekt. Denn sie stabilisiert und lockert die Hände zugleich. Also fangen wir sofort an!

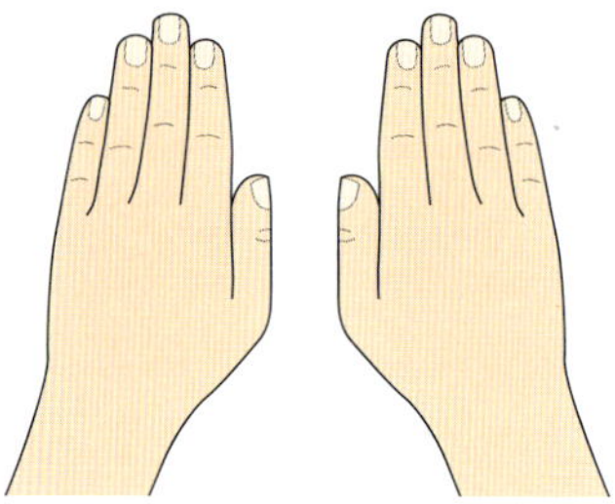

1. Legen Sie beide Hände flach mit den Handflächen nach unten auf eine Tischplatte. Versuchen Sie, möglichst locker zu sein.

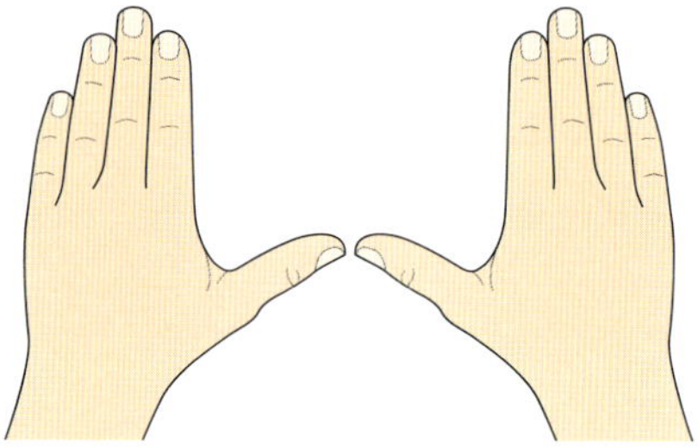

2. Spreizen Sie jetzt zunächst die beiden Daumen in Richtung der anderen Hand ab, und halten Sie fünf Sekunden lang inne.

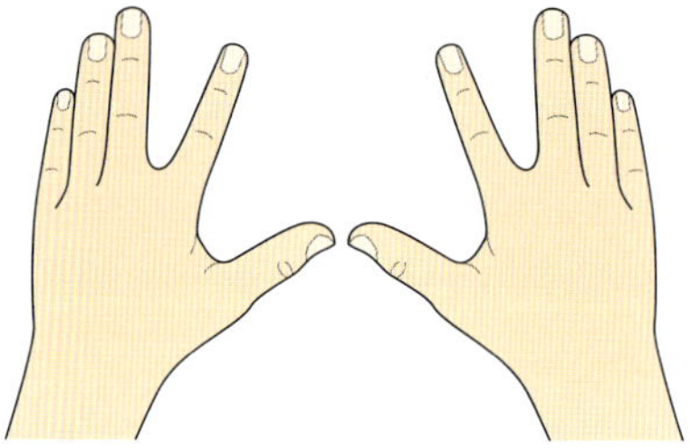

3. Machen Sie anschließend weiter mit den Zeigefingern …

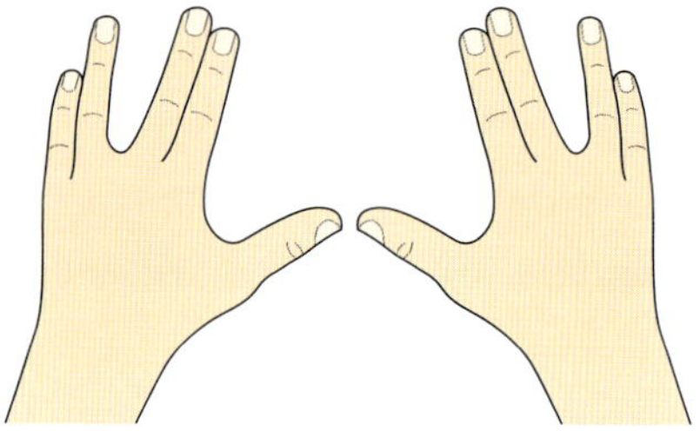

4. … den Mittelfingern …

Hinweis: Spätestens bei den Ringfingern werden Sie merken, dass Ihnen die Übung immer schwerer fällt. Das macht nichts. Sie sind ja wahrscheinlich kein Pianist, denn die haben mit dieser Übung meist keine Probleme.

Geben Sie nicht auf! Es ist wirklich nicht leicht. Aber Sie werden von der Fingerwanderung profitieren. Sie werden aus einer durch den Alltag eingeschränkten Handbeweglichkeit den Weg wieder herausfinden und schließlich bewusster das volle Ausmaß Ihrer Hände nutzen können. Wenn Sie beispielsweise sehr viel mit der Hand schreiben – das betrifft oft junge Menschen und Studenten –, dann können Sie mit dieser Übung Krämpfe vermeiden. Eine Ausführung pro Tag reicht dafür völlig aus.

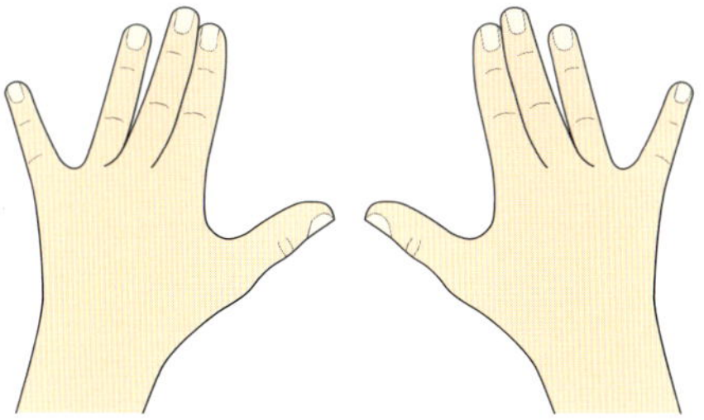

5. ... und den Ringfingern. Warten Sie zwischen den einzelnen Fingern jeweils fünf Sekunden.

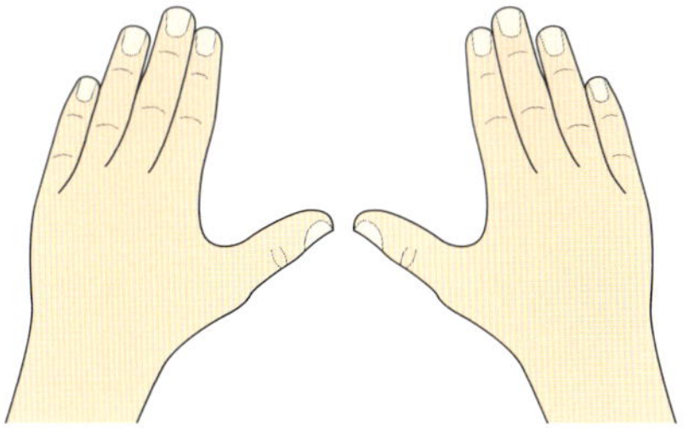

6. Ganz zum Schluss ziehen Sie den kleinen Finger nach und warten nochmals fünf Sekunden. Kehren Sie nun zur Ausgangsposition zurück und wiederholen Sie die ganze Übung zehn Mal.

■ ÜBUNG: DIE FINGERSTRECKUNG

Sie stärken mit dieser Übung die Fingerstreckmuskulatur. Außerdem verbessern Sie damit Ihre sogenannte isolierte Fingerbeweglichkeit. Wenn Sie diese Übung regelmäßig ausführen, werden Sie merken, dass Ihre Hände weniger schnell ermüden. Denn gerade für die Arbeit am Computer, bei der wir unsere Finger einzeln benötigen, müssen wir sie besonders trainieren.

Je besser Sie die einzelnen Finger ansteuern können, desto weniger müssen Sie aus den Handgelenken arbeiten – und desto weniger Belastung entsteht in Regionen der Hand, in denen keine Belastung entstehen müsste.

Übrigens: Jemand, der am Computer mit allen zehn Fingern schreiben kann, hat insgesamt geringer belastete Hände als jemand, der nur mit zwei Fingern tippt. Aber kommen wir nun zur Übung.

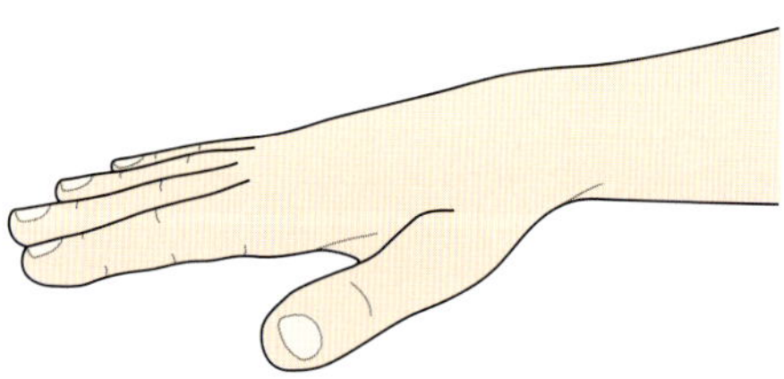

1. Bleiben Sie in derselben Position wie während der ersten Übung sitzen. Ihre Hände liegen wieder flach auf einer Tischplatte. Heben Sie nun zunächst Ihre beiden Daumen an und halten Sie sie fünf Sekunden lang in der Luft. Achten Sie darauf, dass Sie möglichst nur Ihre Daumen anheben und alle anderen Finger auf dem Tisch liegen bleiben. Legen Sie die Daumen anschließend wieder ab.

Hinweis: Sie werden feststellen, dass die Schwierigkeit von Finger zu Finger steigt. Daumen und Zeigefinger lassen sich meist relativ problemlos isoliert anheben. Ab dem Mittelfinger fällt es vielen Menschen schwerer, wenn sie ungeübt sind.

Die Übung zeigt besonders beim Ringfinger deutlich, dass wir sie mit voller Konzentration ausführen müssen. Denn das isolierte Anheben des Ringfingers lässt sich zwar erfolgreich üben – ist aber enorm schwierig. Geben Sie also nicht auf!

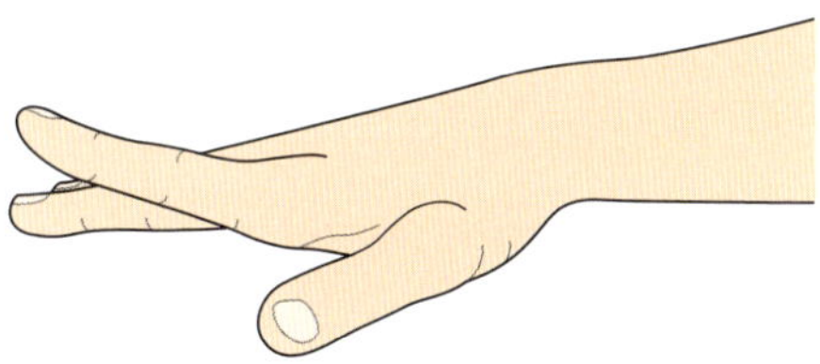

2. Setzen Sie die Übung nacheinander mit jedem einzelnen Finger fort. Erst mit den Zeigfingern.

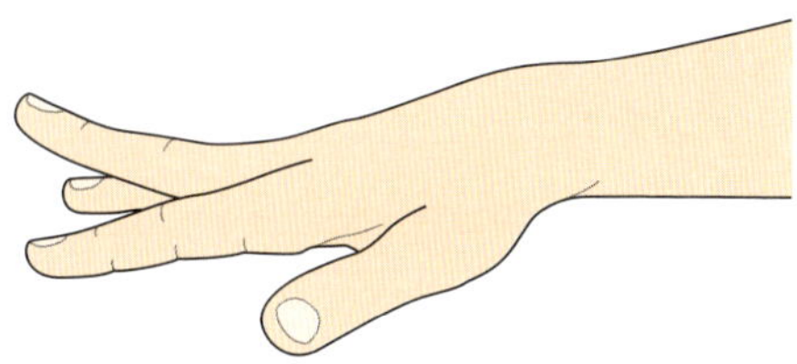

3. Dann folgen Mittelfinger ...

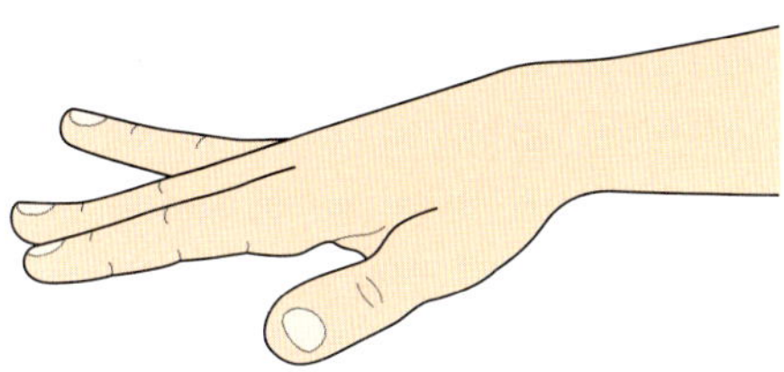

4. ... Ringfinger ...

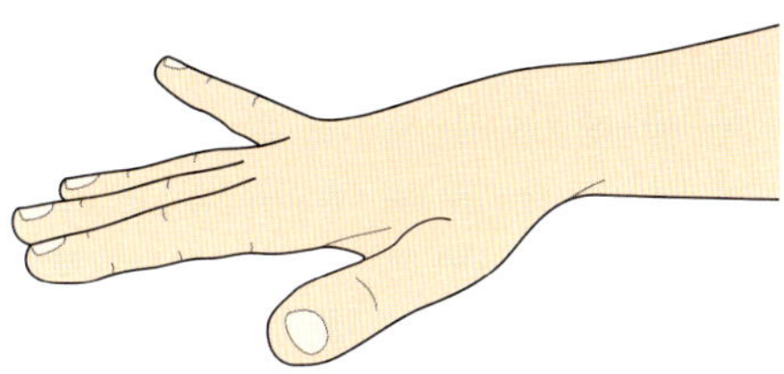

5. und die kleinen Finger.

■ ÜBUNG: FAUSTTRAINING

Sie haben noch Energie? Wunderbar! Denn jetzt kümmern wir uns um die Beugemuskulatur Ihrer Finger. Wir stärken mit den nächsten beiden Übungen insgesamt die Haltemuskulatur der Hand und verleihen ihr dadurch eine stärkere Griffkraft. **In manchen Fällen würde ich sogar sagen:** Wir halten die Griffkraft aufrecht. Das ist manchmal auch schon viel wert. So oder so – die Übung ist unverzichtbar.

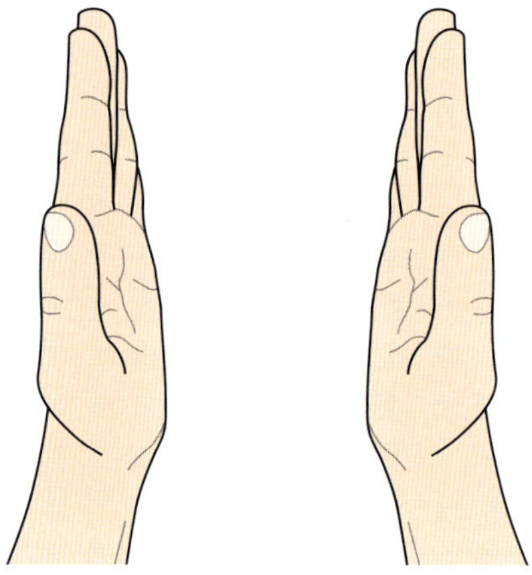

1. Stellen Sie die Ellenbogen auf. Strecken Sie die Finger in Richtung Himmel, die Handflächen zeigen zueinander.

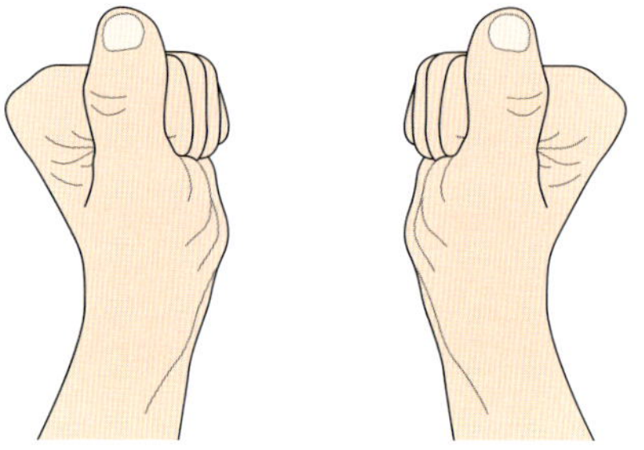

2. Als Erstes machen Sie nun zum Erwärmen der Hand auf jeder Seite die sogenannte große Faust. Das bedeutet, dass Sie die Finger nach Möglichkeit so tief in die Handinnenflächen krallen, bis die Fingernägel möglichst nicht mehr zu sehen sind. Halten Sie die Fäuste mit ganzer Kraft für ungefähr sechs Sekunden.

Hinweis: Es ist gut, wenn Sie die Übung bis in die Unterarme spüren. Machen Sie jeweils fünf Wiederholungen. Ich weiß, die kleine Faust ist anspruchsvoller. Versuchen Sie dennoch, fünf Wiederholungen zu machen, und halten Sie sie jeweils sechs Sekunden.

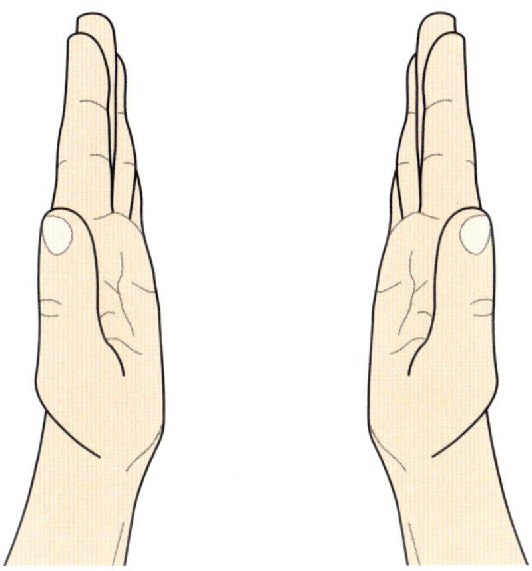

3. Anschließend fangen Sie noch einmal von vorne an …

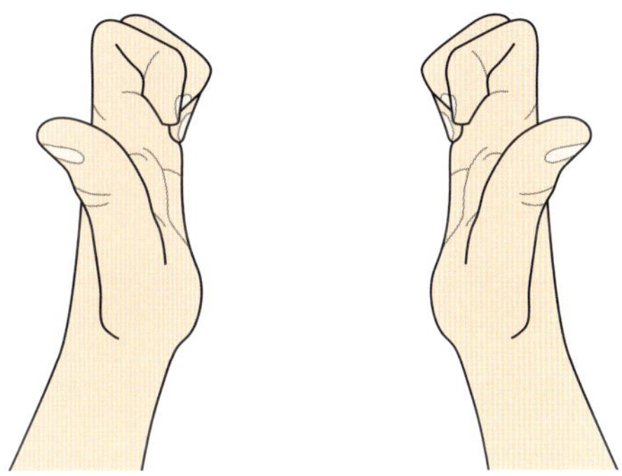

4. … wechseln dabei aber in die sogenannte kleine Faust. Das bedeutet, dass Sie die Faust nur in der oberen Hälfte Ihrer Hände ausführen, die Finger also einrollen, Ihre Handinnenflächen dabei aber frei bleiben.

ÜBUNG: DIE 90-GRAD-BEUGUNG

Wir kümmern uns jetzt um die Muskulatur der Handinnenflächen, die Lumbricales-Muskulatur. Damit beugen wir die Grundgelenke der Hand. Außerdem hilft uns die Übung, unsere Hände zu dehnen: In der gestreckten Position aller Finger haben die Bänder, Kapseln und Stabilisatoren die größte Spannung.

Sie kennen das vielleicht, wenn Sie Menschen mit einem eingegipsten Arm sehen. Der verletzte Arm wird grundsätzlich in eine Position gebracht, in der die Hand leicht abgewinkelt liegt, in der sogenannten Dachposition. Durch die Ruhigstellung kommt es nahezu immer zu einer Verkürzung der Bänder. Wenn wir allerdings von einem hohen Niveau kommen, sie sich also aus der vollen Spannung etwas verkürzt, dann haben wir hinterher weniger Probleme, wenn der Gips wieder entfernt wird. Für unsere Übung benötigen wir zum Glück keinen Gips …

Sie werden die Übung am Anfang vielleicht noch nicht ganz perfekt ausführen können. Das macht nichts. Achten Sie aber bitte darauf, dass die Handgelenke in einer geraden Position bleiben, also weiter nach oben zeigen. Wenn Sie die Übung nicht sauber ausführen können, dann können Sie die 90-Grad-Beugung auch mit jeder Hand einzeln machen – und die jeweils andere Hand zur Unterstützung beziehungsweise Fixation benutzen.

Mir wäre besonders bei dieser Übung eine saubere Ausführung wichtiger als Übereifer. Sie können sich den 90 Grad auch langsam annähern. Ich weiß, dass es nicht einfach ist, den Winkel zu erreichen. Für viele Patienten ergibt sich eine Art Ansteuerungsproblematik. Sie müssen erst mal lernen, diese Teile ihrer Hände so isoliert zu bewegen. Das wird aber immer einfacher, je öfter Sie es üben. Glauben Sie mir – für die Handfunktionalität und für den Alltag lohnt es sich sehr, dass Sie diese Übung regelmäßig ausführen.

Hinweise: Halten Sie diesen Winkel nun für ungefähr drei Sekunden, kehren Sie zurück in die Ausgangsposition und wiederholen Sie die Übung insgesamt zehn Mal.

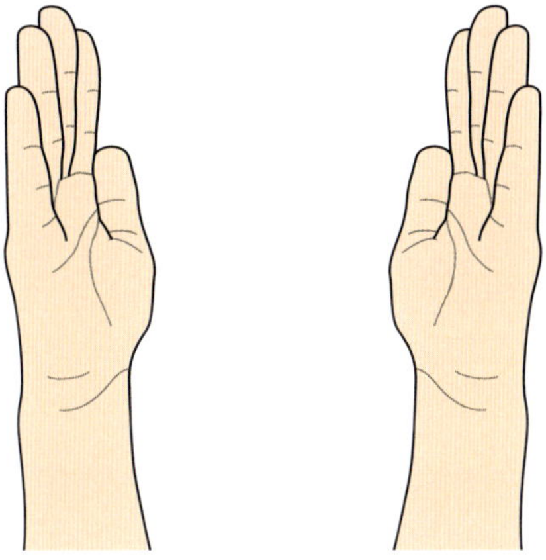

1. Stellen Sie die Ellenbogen wieder auf und konzentrieren Sie sich für einen Moment. Strecken Sie die Finger, halten Sie sie dicht beieinander, die Handflächen zeigen zueinander.

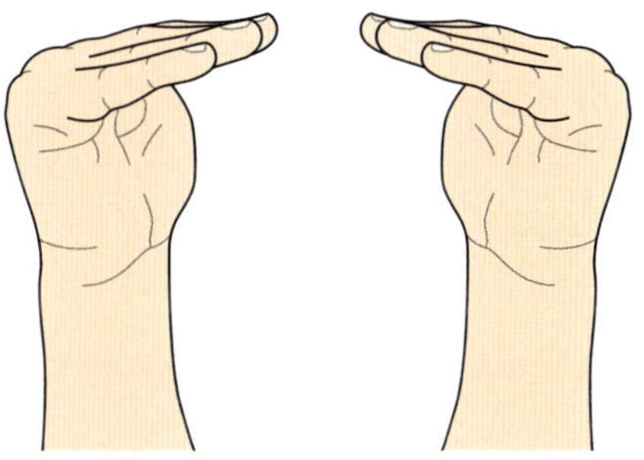

2. Wenn Sie bereit sind, dann kippen Sie alle Finger in einem 90-Grad-Winkel nach unten, sodass sie aussehen wie ein Dach.

■ ÜBUNG: DAS O

Ich nenne diese Übung der Optik wegen zwar nur »Das O«, für Ihre Daumen ist sie allerdings das A und O. Sie trainieren damit den sogenannten Spitzgriff und stärken Ihre Daumenmuskulatur. Diese Muskulatur ist wichtig für alle Handgriffe, die eine feinmotorische Greiffunktion erfordern und außerdem Kraft dazu.

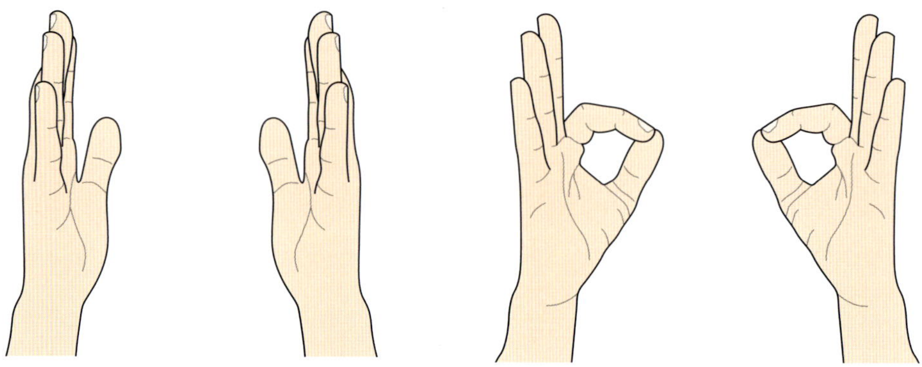

1. Wir beginnen wie gewohnt: Stellen Sie die Hände wieder auf, die Handflächen zeigen zueinander. Entspannen Sie sich, es ist einfacher, als Sie denken.

2. Beginnen Sie nun damit, dass Sie mit beiden Zeigefingern die Daumenspitzen berühren und somit ein O formen. Kein V, ein O!
Halten Sie diese Position sechs Sekunden lang und entspannen Sie anschließend kurz.
Achten Sie darauf, dass die jeweils drei übrigen Finger beider Hände gestreckt und aufgerichtet bleiben, während Sie das O formen.

Hinweis: An dieser Stelle sei gesagt: Wenn ich mit Daumen und Mittelfinger das O forme, habe auch ich Schwierigkeiten, den Ringfinger aufrecht zu halten.

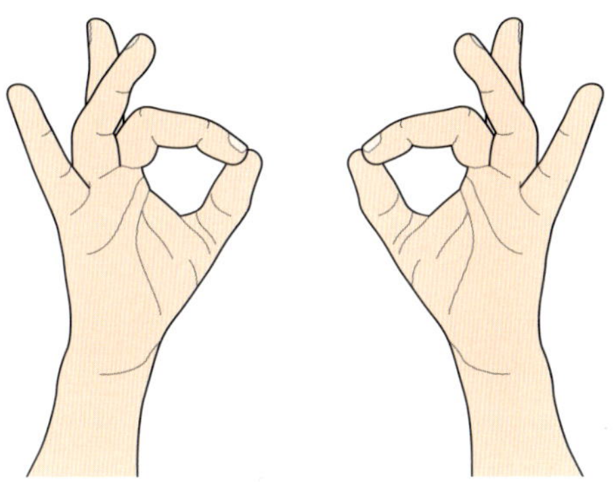

3. Wiederholen Sie die Übung mit den Mittelfingern …

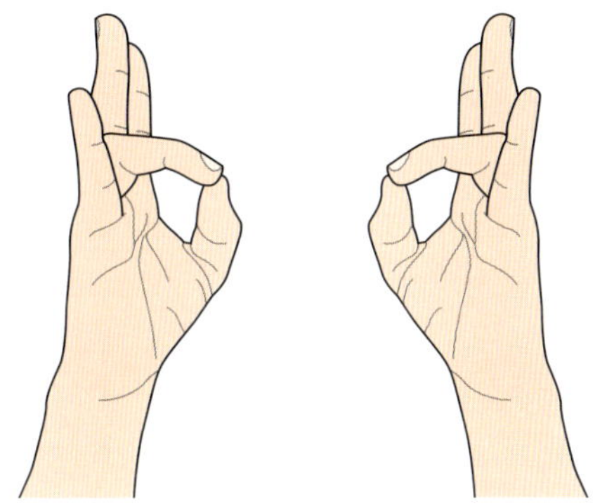

4. … und dann mit allen anderen Fingern. Pro Hand und Finger ist ein Durchgang ausreichend.

■ ÜBUNG: DER SCHEIBENWISCHER

Wir bleiben beim Daumen und wenden uns der Daumenballenmuskulatur zu. Diese Muskulatur ist ganz entscheidend für das Schreiben, das Festhalten, das Halten und Heben. Sie brauchen diese Muskulatur in der Freizeit genauso oft wie bei der Arbeit. Denn sie unterstützt Ihre Hand, wenn sie einen Golfschläger halten will, ebenso stark, wie wenn sie eine Schaufel benutzen soll.

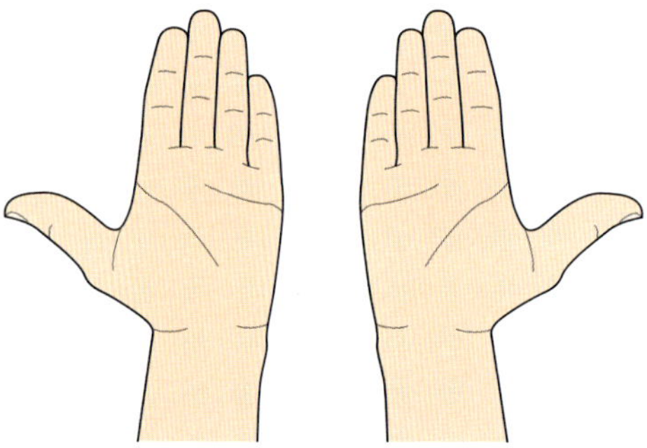

1. Der Anfang dieser Übung ist fast wie immer. Finden Sie Ihre Ausgangsposition, in der sie wieder beide Arme aufstellen. Die Handinnenflächen schauen aber dieses Mal zu Ihnen.

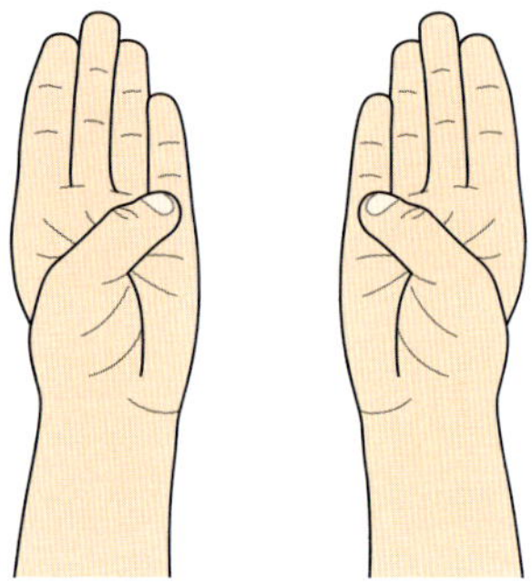

2. Führen Sie nun den Daumen langsam in der Diagonalen über die Basis der Finger zum kleinen Finger hinweg. Halten Sie kurz inne.

Hinweis: Es ist wichtig, dass Sie diese Übung regelmäßig durchführen. Sie können damit aktiv dafür sorgen, dass Ihre Daumenmuskulatur sich nicht verkürzt. Und sollten Sie unter Arthrose leiden, erhalten Sie damit Ihre Daumenkraft.

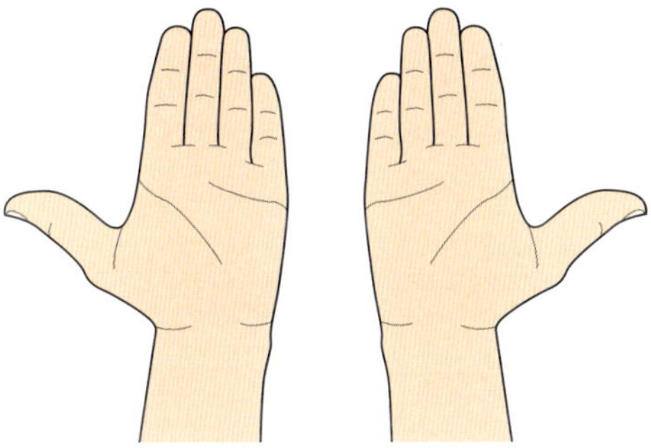

3. Führen Sie die Daumen langsam zurück in die Ausgangsposition. Ihr Daumen sieht dabei aus, wie ein Scheibenwischer, der langsam über die Handinnenfläche fährt.

■ ÜBUNG: DIE HANDSPREIZUNG

Bei dieser Übung wollen wir eine Vergrößerung und Aufrechterhaltung der großen Handspanne erreichen. Wir brauchen eine große Handspanne, wenn wir beispielsweise große Gegenstände umfassen oder halten müssen.

Sie stärken mit dieser Übung vor allem den sogenannten Kleinfingerballen. Diese Muskulatur ist ebenfalls sehr wichtig, um unsere Hand insgesamt zu stabilisieren. Dass Sie diese Muskulatur überhaupt haben – oder eben auch nicht –, können Sie beobachten, wenn Sie eine Teetasse nehmen und bewusst den kleinen Finger abspreizen.

Die dadurch entstehende Anspannung des Ballens des kleinen Fingers sorgt für eine Stabilisierung der ellenseitigen Handgelenkskante. Wenn also Menschen den kleinen Finger beim Teetrinken abspreizen, dann tun sie das in aller Regel nicht, weil sie besonders elegant aussehen wollen – sie nehmen unterbewusst die Hilfsmuskulatur in Anspruch und suchen die Stabilität, die ihnen der abgespreizte kleine Finger liefert, wenn sie die Teetasse halten. Wie können Sie sich also für die nächste Teestunde oder auch für den nächsten Maßkrug bestens vorbereiten?

Hinweis: Halten Sie die Position zehn Sekunden und wiederholen Sie die Übung drei Mal.

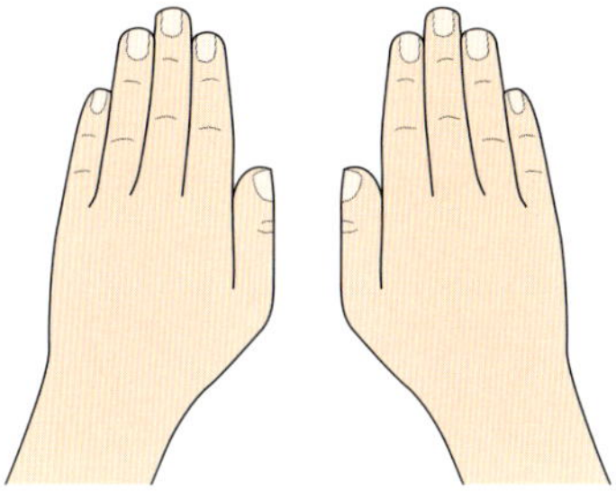

1. Legen Sie Ihre Hände flach auf einen Tisch …

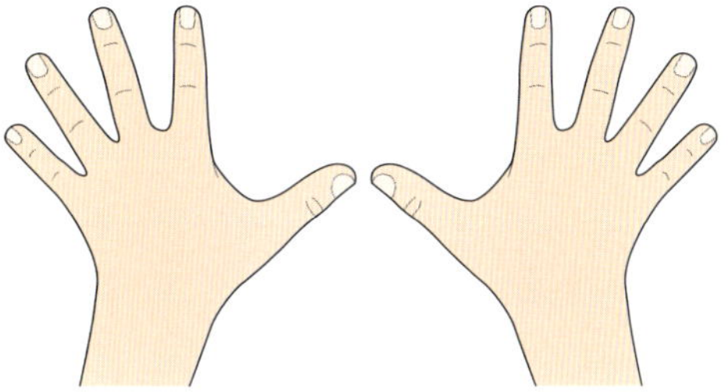

2. … und spreizen Sie die Finger so weit, wie es geht, auseinander.

■ ÜBUNG: DIE HANDKIPPE

Diese Übung ist nicht nur Training, sie geht fast schon in eine therapeutische Richtung. Zumindest wenn Sie unter einem Karpaltunnelsyndrom leiden, werden Sie eine deutliche Linderung Ihrer Symptome spüren. Sie sollten sie aber nicht erst dann ausführen, wenn Sie betroffen sind. Denn ich behaupte: Wenn Sie diese Übung regelmäßig durchführen, dann können Sie ein Karpaltunnelsyndrom mit Glück ganz verhindern.

Ich weiß, ich wiederhole mich: Aber ein effektives Training kann den Arztbesuch vermeiden. Sie trainieren gleich die Handbeugemuskulatur und außerdem die Schnittstellen zwischen Ihren Händen und dem jeweiligen Arm. Dort lockern und lösen Sie alle Strukturen, also auch die Faszien und die Sehnen.

Sie gleichen mit dieser Übung die Belastungen des Arbeitsalltags aus und vermeiden sämtliche Probleme, die durch Verkürzungen der Faszien und Sehnen entstehen – und letztlich Schmerzen in den gesamten oberen Extremitäten. Wir Ärzte haben uns ja abgewöhnt, an Allheilmittel zu glauben. Aber diese Übung ist eines.

Steigerung: Wenn Sie die Übung noch intensivieren wollen oder wenn Sie schon fortgeschritten sind, dann können Sie beide Arme einzeln mithilfe einer Wand trainieren. Dabei strecken Sie den jeweiligen Arm wieder mit nach oben gedrehter Handfläche aus. Dann kippen Sie die Handfläche wie vorher beschrieben nach vorn, sodass die Fingerspitzen nach unten zeigen, und legen sie – im Idealfall – flach an die Wand. Halten Sie auch diese Position fünf Sekunden und kehren Sie anschließend langsam in die Ausgangsposition zurück. Machen Sie auch an der Wand zehn Wiederholungen. Anschließend führen Sie die Übung mit dem anderen Arm durch.

Hinweis: Versuchen Sie, so gut es geht, einen Winkel von 90 Grad zu erreichen. Gehen Sie dabei niemals über den Schmerzpunkt hinweg. Kippen Sie die Hand insgesamt fünf Sekunden lang und kommen Sie anschließend mit den Fingern langsam wieder hoch zurück in die Ausgangsposition. Machen Sie zehn Wiederholungen.

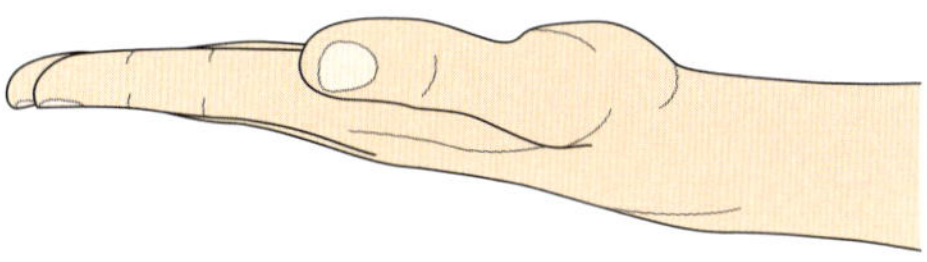

1. Die Handkippe ist sehr einfach. Stellen Sie sich am besten hin. Strecken Sie nun beide Arme horizontal aus und halten Sie die Finger auf einer Linie mit Ihren Armen. Die Handflächen zeigen nach oben.

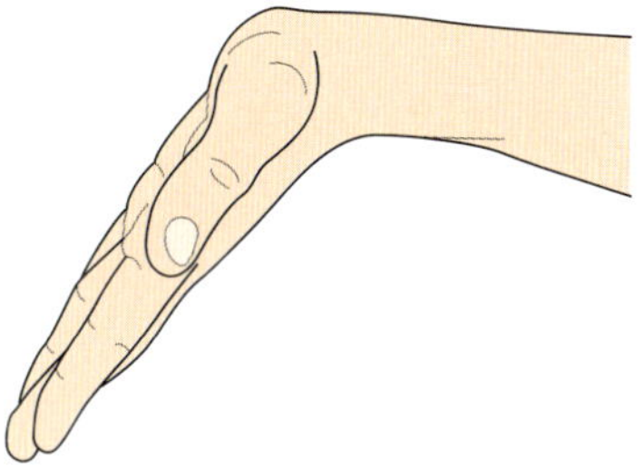

2. Nun beginnt die eigentliche Übung. Kippen Sie die Finger und Handflächen aus dem Handgelenk langsam in Richtung Boden beziehungsweise so nach vorn, dass die Handinnenfläche von Ihnen wegzeigt und die Fingerspitzen nach unten Richtung Boden zeigen. So, als würde alles, was sie in den Händen liegen haben, herunterfallen.

ÜBUNG: DIE FALLHAND

Mit der folgenden Übung dehnen Sie die Handstrecker. Die Übung ist das Gegenstück zur vorangegangenen. Sie werden auf der Oberseite Ihres Unterarmes eine deutliche Dehnung spüren und können mit dieser Übung, wenn Sie sie regelmäßig durchführen, einen Tennisellenbogen verhindern. Und einer sehr schmerzhaften Sehnenscheidenentzündung Ihrer Strecksehnen können Sie ebenfalls zuvorkommen. Wie das geht? Ganz einfach!

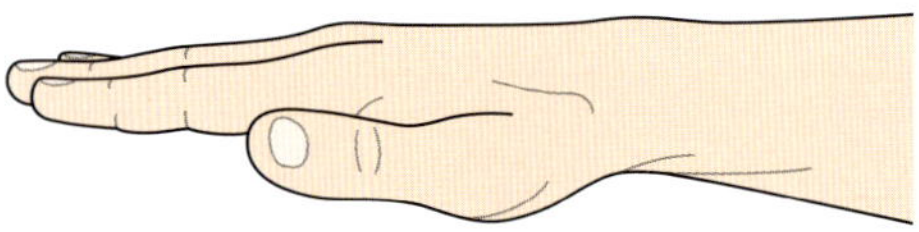

1. Strecken Sie beide Arme und Hände mit ausgestreckten Fingern nach vorne aus.

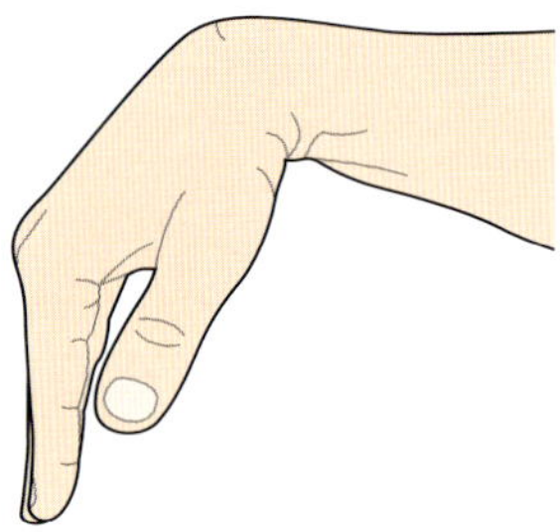

2. Lassen Sie nun auf beiden Seiten das Handgelenk fallen …

Hinweis: Halten Sie die Position zehn Sekunden und machen Sie sechs Wiederholungen, sodass Sie insgesamt auf eine Minute kommen. Wenn es warm wird, dann ist das übrigens ein gutes Zeichen. Es ist erwiesen, dass Sie mit dieser Übung die Durchblutung stärker anregen, als wenn Sie sich eine halbe Stunde massieren lassen.

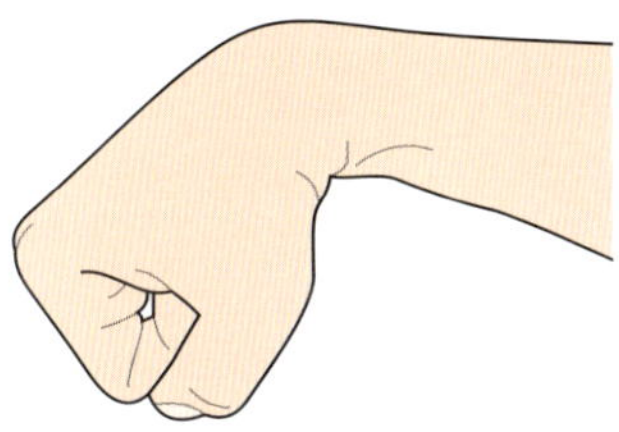

3. ... und bilden Sie mit den Fingern eine Faust. Sie werden keinen 90-Grad-Winkel schaffen. Das ist aber nicht weiter schlimm.

■ ÜBUNG: DIE DREHHAND

Zum Schluss noch eine Übung, die das Drehvermögen Ihrer Hände trainiert. Sie fördern damit das Zusammenspiel zwischen Ellenbogen und Handgelenken. Sie stärken außerdem die isolierte Umwendung Ihrer Hände. Das stärkt Ihre Hände und Ihren Bewegungsapparat insgesamt. Denn Sie verhindern mit dieser Übung auch, dass Sie unbewusst auf andere Gelenke ausweichen.

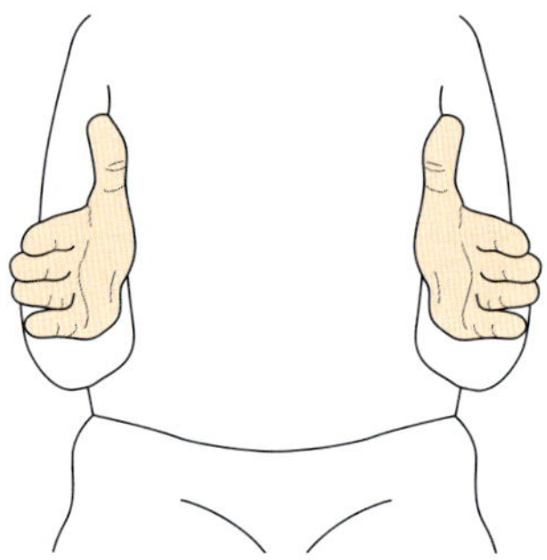

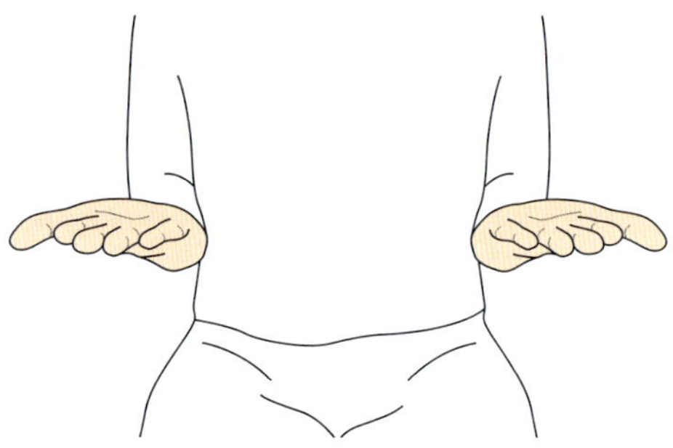

1. Setzen Sie sich aufrecht hin und lassen Sie die Ellenbogen dicht am Körper anliegen. Winkeln Sie die Arme so an, dass die Unterarme nach vorn zeigen. In der Ausgangsposition zeigen die Handinnenflächen zueinander und die Daumen nach oben.

2. Drehen Sie jetzt die Daumen jeweils nach außen und verharren einen Augenblick in der Position. Die Handinnenflächen zeigen jetzt nach oben.

Hinweis: Kehren Sie nun zurück in die Ausgangsposition und beginnen noch einmal von vorn. Machen Sie insgesamt zehn Wiederholungen. Achten Sie bei dieser Übung darauf, dass Sie sie aus den Unterarmen heraus durchführen und die Schultern möglichst nicht helfen. Wenn die Finger dabei nicht ganz gerade sind, ist das nicht so schlimm. Wichtiger ist es, dass Sie die Drehung sauber durchführen.

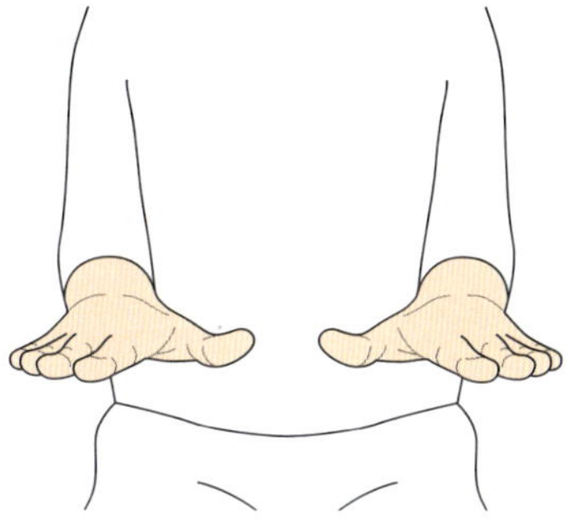

3. Drehen Sie Ihre Hände anschließend zurück in die Ausgangsposition und weiter, bis schließlich beide Daumen zueinander zeigen, und verharren Sie wieder einen Augenblick.

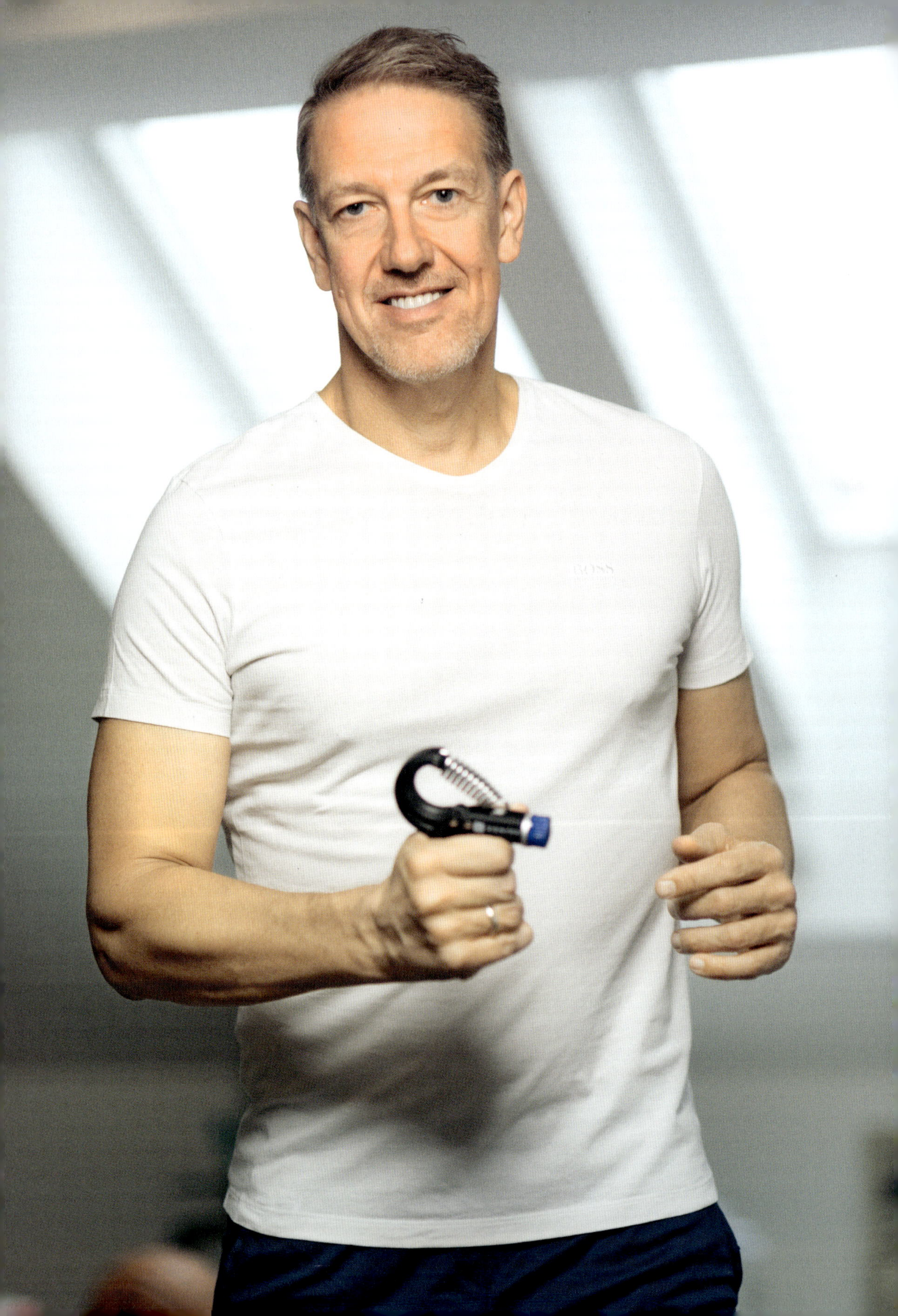

ZEHN THERAPIEN, NACH DENEN SIE GREIFEN SOLLTEN, BEVOR DAS SKALPELL NACH IHNEN GREIFT

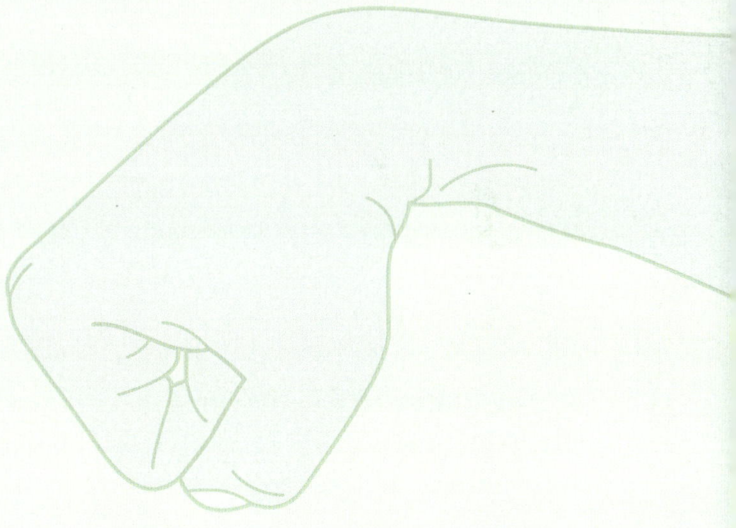

DIE DIAGNOSE

Sie kennen diese Situation ja vielleicht. Sie sitzen vor Ihrem Arzt, er teilt Ihnen eine Diagnose mit, die sich im ersten Moment schlimmer anhört, als sie eigentlich ist – und trotzdem sind Sie nicht in der Lage, genau zu verstehen, was Ihr Arzt, den Sie vielleicht schon lange kennen und dem Sie vertrauen, Ihnen gerade sagt. Weil Sie aufgeregt sind, verunsichert, wütend oder manchmal auch traurig, weil Ihr Arzt Ihnen etwas sagt, was Sie lieber nicht gehört hätten, oder einfach nicht das, was Sie gerne gehört hätten.

Umgekehrt ist es mein tägliches Brot, auch schlechte Nachrichten überbringen zu müssen. Verstehen Sie mich nicht falsch – auch nach über 30 Jahren im Beruf habe ich den Glauben an das Gute und die Hoffnung auf ein Happy End für jeden einzelnen Patienten nie aufgegeben und werde das auch in Zukunft nicht tun. Und dennoch lässt der Alltag es oft nicht zu, sich jedem Patienten individuell so zeitintensiv zu widmen, wie er es im Einzelfall gerade gebrauchen könnte. Dabei geht es gar nicht in erster Linie ums Geld, sondern um die immer größer werdende Anzahl an Patienten. Denn im Nebenzimmer wartet bereits das nächste Schicksal, das meine Aufmerksamkeit ebenso verdient. Während im Kopf der Patienten nach dem Arztgespräch also manchmal Chaos herrscht, sitzt mir die Zeit im Nacken, weil wir mehr Menschen helfen müssten, als wir es überhaupt schaffen können.

Der Krankenkasse ist das im Prinzip übrigens egal. Für sie zählt nur, dass ich mein Budget nicht überschreite. Besonders im therapeutischen Bereich ist die – teilweise zeitintensive – Beratung elementar wichtig für den Behandlungserfolg. Denn wir wissen heute, dass das Gießkannenprinzip in der Medizin nur bedingt funktioniert. Jede einzelne Krankheit kann bei jedem einzelnen Patienten unterschiedlich verlaufen. Und somit können bei jedem einzelnen Patienten mit ein und derselben Krankheit durch unterschiedliche Therapien auch unterschiedliche Heilungserfolge erzielt werden. Und ich gebe gerne zu, dass auch ich immer wieder überrascht bin, wie unterschiedlich diese einzelnen Therapien anschlagen können. Sie kennen das ja vielleicht: drei Ärzte, vier Meinungen, fünf Behandlungsmethoden.

Über uns Chirurgen sagt man ja immer, dass wir am liebsten so oft wie möglich operieren möchten und ohne Skalpell einfach nicht glücklich sind. Ich gebe zu, dass auch ich gerne operiere. Aber ich bin noch glücklicher, wenn ich auch ohne Skalpell Erfolge erzielen kann. Deshalb würde ich grundsätzlich immer versuchen, zuerst alle anderen Wege zu gehen, bevor ich meine Patienten in den OP führe. Egal, wie klein der Schnitt, egal, wie kurz die Narkose – es gilt nach wie vor der Grundsatz: Keine Operation ist ohne Risiko.

Natürlich gibt es immer Ausnahmen, also Erkrankungen, bei denen eine Operation die einzig sinnvolle Möglichkeit ist, weil das Risiko, bleibende Schäden zu erleiden, wenn nicht operiert wird, größer ist. Es gibt Brüche, bei denen eine Operation wirklich unausweichlich ist. Oder ab einem gewissen Stadium einer Dupuytren'schen Erkrankung ebenfalls. Aber das ist eben nicht immer der Fall. Im Zweifelsfall versuche ich wirklich immer, zuerst ohne Operation auszukommen und konventionelle Therapiemethoden anzuwenden. Es ist immer einen Versuch wert!

Denn: Das Skalpell läuft mir nicht weg. Oder besser gesagt: Es bleibt auch dann noch messerscharf, wenn ich mit der Operation noch etwas warte.

Auf den folgenden Seiten möchte ich Ihnen einen Überblick geben über die gängigsten Therapien, die ohne Skalpell auskommen. Wahrscheinlich sind Ihnen die meisten davon bereits begegnet. Wenn nicht, fragen Sie Ihren Arzt gezielt danach. Auch er wird sich freuen, wenn er nicht in den OP muss.

AKUPUNKTUR

Die Akupunktur kann auf eine jahrtausendealte Geschichte zurückblicken und geht zurück auf die traditionelle chinesische Medizin, kurz TCM. Sie zählt sicherlich zu den bekanntesten Therapien und wird mittlerweile auch in der westlichen Welt oft, gerne und vielfältig eingesetzt.

Möglicherweise denken Sie jetzt, dass die Alternative zwischen Nadeln und dem Skalpell wie die Wahl zwischen Pest und Cholera ist. Ich kann Sie beruhigen. Sie werden die Nadeln lieben lernen.

Hinter der Grundidee der Akupunktur steht der Versuch, den Energiefluss des Körpers zu harmonisieren. Die Lehre der Akupunktur teilt den Körper in verschiedene Meridiane ein, also Energielinien. Auf diesen Bahnen liegen einzelne Punkte, die – wenn sie stimuliert werden – Auswirkungen auf den Körper, die Organe und in meinem Alltag auf die Hand haben. Das Ziel der Akupunktur ist in meinem Alltag immer die Schmerzlinderung. Ich sage bewusst nicht Schmerzfreiheit, das fände ich als Ziel etwas zu heroisch. Durch die Schmerzlinderung wird ebenfalls eine Verbesserung der Bewegung herbeigeführt. Ich setze Akupunktur deshalb sehr häufig bei Arthrose ein.

Mittlerweile gibt es, wenn Sie die Vorstellung, mit zahlreichen Nadeln im Körper gestochen zu werden, gar nicht aushalten, auch die Elektro- und Laser-Akupunktur, wo jeweils Dioden zur Stimulation auf den Akupunkturpunkten befestigt werden.

Beide Varianten der Akupunktur erzielen ähnlich gute Erfolge wie die konventionelle Akupunktur mit Nadeln, wobei man aber auch einräumen muss, dass die Elektro- und Laser-Akupunktur schwerpunktmäßig die klassischen Schmerzpunkte behandelt, im Gegensatz zur klassischen Akupunktur mit Nadeln, die oft auch an sogenannten Fernpunkten zum Einsatz kommt. Ein klassisches Beispiel ist, dass wir am Unterschenkel nadeln, wenn wir die Schulter erreichen wollen.

Neben der Arthrose hilft die Akupunktur besonders häufig bei Sehnenscheidenentzündungen. Hier kann man sehr gut beobachten, dass sich das Entzündungsgewebe durch eine Akupunktur rückläufig entwickelt und als Folge auch die Schmerzen nachlassen.

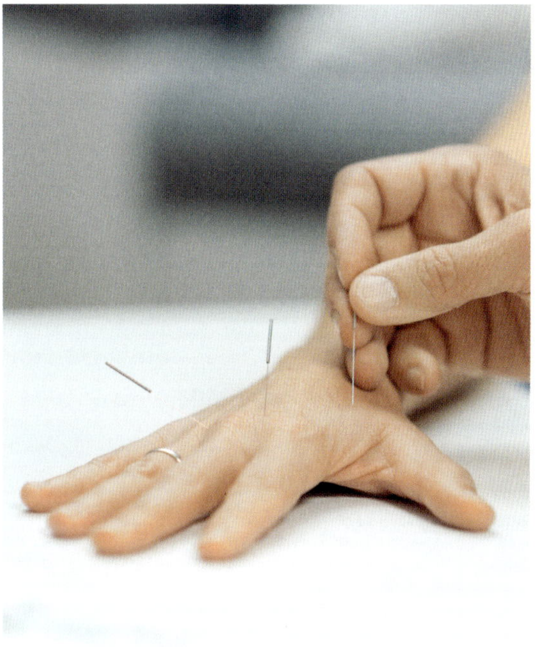

Handakupunktur

Eine Behandlung dauert in der Regel eine knappe halbe Stunde. Die Akupunktur ist von den privaten und gesetzlichen Krankenkassen als schmerztherapeutische Behandlung anerkannt und wird bei Rücken- und Kniebeschwerden auch von den gesetzlichen Krankenkassen übernommen.

OSTEOPATHIE

Die Osteopathie hat nichts mit dem Osten zu tun. Mit dem Westen folglich auch nichts. Mit der Landkarte unseres Körpers allerdings schon – irgendwie jedenfalls.

Ich betrachte die Osteopathie als Therapie zur Harmonisierung des Körpers. Denn die Osteopathie verbindet den Bewegungsapparat mit den inneren Organen. Sie macht sich zunutze, dass man bestimmte Strukturen in einem Teil des Körpers beeinflussen kann, um Probleme in entfernteren Regionen des Körpers zu behandeln. Im Fokus der Osteopathie steht immer die Schmerzlinderung. Die Osteopathie kann bei allen Erkrankungen im orthopädischen Bereich eingesetzt werden, in meinem Alltag aber auch besonders effektiv bei den Händen. Denn die Hände sind sehr abhängig davon, wie der Lymphfluss arbeitet, wie der Schultergürtel arbeitet und wie die Achselhöhlen beschaffen sind.

Alle diese Bereiche sind übrigens ihrerseits sehr abhängig davon, wie beweglich unsere inneren Organe sind.

Vor allem auch das Zwerchfell: Durch die Osteopathie lässt sich sehr viel über die Lösung des Zwerchfells bewirken, um eine verbesserte Stoffwechsellage der Hände zu beobachten.

Gleichzeitig sorgt die Osteopathie im Rahmen von Handerkrankungen dafür, den Muskeltonus, also die Spannung der Muskulatur in den Unterarmen, zu regulieren. Denn die Muskelspannung in den Unterarmen ist ganz entscheidend dafür, dass die Handfunktionen in den Unterarmen reibungslos ablaufen.

Wenn wir also auf die Hand blicken, dann sind es viele Erkrankungen, die sich durch die Osteopathie positiv beeinflussen lassen. Eigentlich können Sie sich merken: Außer Brüche lassen sich fast alle Handerkrankungen sinnvoll mit Osteopathie behandeln: Arthrose, Karpaltunnelsyndrom und Dupuytren sind drei gute Beispiele. Alle drei haben mit gestörten Bewegungsabläufen oder Spannung zu tun. Aber auch das RSI-Syndrom spricht sehr gut auf die Osteopathie an.

Die Osteopathie ist von den Krankenkassen übrigens allgemein anerkannt. Allerdings übernehmen die unterschiedlichen Kassen unterschiedlich hohe Kosten für die Osteopathie.

BLUTEGEL

Wenn Sie schwache Nerven haben, sollten Sie dieses Kapitel vielleicht besser überspringen. Dabei ist die Therapie mit Blutegeln für bestimmte Erkrankungen eine der besten Methoden überhaupt. Und nein – mein Name ist nicht Dr. Frankenstein.

Dazu muss man wissen: Kommt eine Therapie mit Blutegeln infrage, dann steht immer die Entzündungshemmung im Vordergrund. Und daraus ergibt sich im zweiten Schritt natürlich die Schmerzlinderung.

Was können also diese Tiere ausrichten, was wir nicht selbst können? Zunächst einmal klingt es unangenehm. Die Blutegel beißen in unsere Haut und saugen sich an unserem Körper fest, weil sie unser Blut wollen. Aber sie geben uns dabei etwas zurück: Durch ihr Beißen und ihr Saugen gerät unglaublich viel Speichel des Blutegels in unseren Körper. Wenn Sie mit unnützem Wissen glänzen möchten: Der Fachbegriff ist *Saliva*. In der Speichelflüssigkeit des Blutegels lassen sich über 100 entzündungshemmende Stoffe nachweisen. Davon kennt die Wissenschaft derzeit nur rund ein Viertel genau. Es ist noch nicht umfassend gelungen, alle entzündungshemmenden Stoffe synthetisch nachzubilden. Dass wir noch nicht alle Stoffe aus dem Speichel des Blutegels genau kennen, ist aber letztlich egal. Entscheidend ist, zu wissen, dass sie zuverlässig wirken – und das tun sie.

Der Blutegel wird sehr häufig bei Sehnenscheidenentzündungen eingesetzt und bei der Arthrose, genauer gesagt bei Arthritis, denn man kann ihn relativ gezielt auf das jeweils entzündete Gelenk ansetzen. Sind mehrere Gelenke entzündet, kommen übrigens auch mehrere Blutegel zum Einsatz.

Wenn Sie Ihr erstes Unwohlsein erst mal überwunden haben, werden Sie von den unnachgiebigen Beißern sehr stark profitieren können. In aller Regel müssen wir davon ausgehen, dass die Blutegeltherapie dreimal durchgeführt werden muss und dass sie eine zeitaufwendige Geschichte sein kann. Man kann nämlich nie vorher sagen, wie lange es dauert, denn die Therapie ist erst abgeschlossen, wenn der Blutegel aufhört, Sie zu beißen. Und wir wissen vorher nie, wie viel Appetit er hat.

Ich kann Sie beruhigen, falls Sie hygienische Bedenken haben: Jeder Blutegel ist nur bei einem Patienten im Einsatz. Blutegel sind in Deutschland mittlerweile zertifiziert und werden als Medizinprodukt bezeichnet. Blutegel werden in Farmen gezüchtet, die besonderen Hygienestandards unterliegen.

Die Blutegeltherapie ist zunächst einmal eine privatärztliche Leistung, die allerdings zumindest von den privaten Kassen übernommen wird. Sprechen Sie mit Ihrem Arzt, ob Sie davon profitieren können.

FASZIENTHERAPIE

Die Faszienlehre ist erst in den letzten Jahren immer populärer geworden. Sie kennen vielleicht die Faszienrollen oder -bälle, die mittlerweile in jedem gut sortierten Kaufhaus in der Sportabteilung zu finden sind. Trotzdem ist die Faszientherapie für viele Patienten immer noch ziemliches Neuland.

Um das System der Faszien zu verstehen, müssen wir kurz grundsätzlich werden. Unser Körper wird gehalten durch Knochen. Die Muskeln bedienen diese Knochen. Die Sehnen verbinden die Knochen mit der Muskulatur. Die Bänder halten die Gelenke. Und dann gibt es ein System, das alles miteinander verbindet. Das sind die Faszien.

Faszien sind im Grunde nichts anderes als Hüllen. Ein Muskel beispielsweise muss gut in seiner Hülle liegen, damit er vernünftig gleitet und nicht ausbeult. Die Hülle gibt seine Form vor, sie hält ihn. Faszien sind also ein elastisches Korsett, das unseren Körper zusammenhält. Viele Damen kennen das: Bestimmte Kleider lassen sich einfach besser mit einem Korsett tragen.

Die Faszien sind davon abhängig, dass ihr Inhalt gleitet. Wenn bestimmte Umstände oder Erkrankungen dazu führen, dass zum Beispiel die Muskulatur nicht mehr gut in ihrer Hülle gleiten kann, kommt es zu Verklebungen. Und diese Verklebungen führen dann dazu, dass bestimmte Bewegungen nicht mehr korrekt ausgeführt werden können – und das zieht Schmerzen nach sich.

Wenn ein Gelenk möglicherweise sowieso schon eine Fehlstellung hat, wird es durch eine schlecht ausgeführte Bewegung nur noch zusätzlich belastet.

Die Faszientherapie ist eine eigene Form der Physiotherapie und ist im konservativen Bereich eine wirklich gute Methode, um unterschiedliche Erkrankungen zu behandeln. Denn die gute Nachricht ist: Die Faszien lassen sich aus ihren Verklebungen lösen, wodurch die einzelnen Strukturen wieder beweglicher werden und wir insgesamt auch. Da sich die Faszien allerdings nicht ohne Widerstand lösen lassen, kann die Therapie relativ schmerzhaft sein.

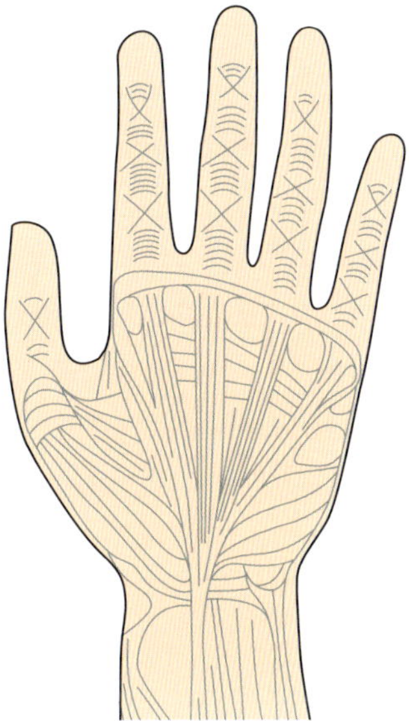

Die Faszien der Hand

Oftmals ist die Faszientherapie auch sehr sinnvoll, um die nächsten Therapieschritte vorzubereiten. Sehr hilfreich ist sie bei einem Karpaltunnelsyndrom, bei einem RSI-Syndrom, bei bestimmten Sehnenscheidenentzündungen und zum Teil hilfreich bei beginnenden Arthrosen. Leider ist sie immer noch eine Privatleistung.

STOSSWELLENTHERAPIE

Sie brauchen für die folgende Behandlung weder Ihre Boxhandschuhe noch Ihr Surfbrett. Sie müssen lediglich eine Portion Mut mitbringen, denn manchmal müssen zunächst neue Schmerzen entstehen, um die alten Schmerzen auszulöschen.

Viele Patienten kennen die Stoßwellentherapie, weil sie häufig an der Schulter oder bei einem Tennisellenbogen eingesetzt wird. Aber auch an der Hand kann sie sehr hilfreich sein, um Brüche schneller heilen zu lassen oder um Narben zu behandeln.

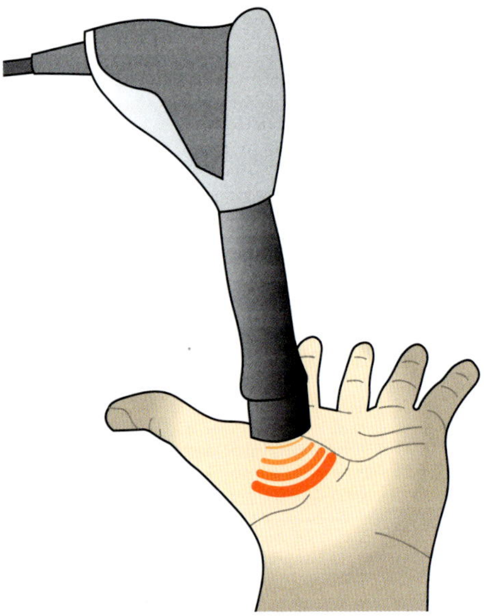

Stosswellentherapie an der Hand

Die Stoßwellentherapie wird im Gegensatz zur Akupunktur immer unmittelbar dort eingesetzt, wo sie gebraucht wird. Wie genau sie wirken, ist schnell erklärt; Stoßwellen sind unsichtbare, elektrische Impulse, die mit einem vorher definierten Druck auf die zu behandelnde Region treffen. Durch diese sehr spezielle Art der Druckverteilung entleert sich die Kraft der Stoßwellen nicht auf der Haut – das hätte dann nämlich blaue Flecken zur Folge –, sondern in der Tiefe des Gewebes. Zum Teil ist das schmerzhaft, aber nicht immer sehr schmerzhaft, weil es auch unterschiedliche Formen der Stoßwellen gibt.

Stoßwellen sind trotz ihres brachialen Namens sehr schonend. Sie regen die heilenden und somit unterstützenden Zellen der Knochen an, ohne die Muskeln oder das Gewebe zu schädigen. Deshalb werden sie zum Beispiel bevorzugt nach Schnitt- oder ähnlichen Verletzungen eingesetzt. Im Anfangsstadium der Dupuytren'schen Erkrankung ist die Stoßwellentherapie ebenfalls sehr hilfreich, weil sie das sich verhärtende Gewebe wieder erweicht. In aller Regel umfasst eine Therapie zehn Sitzungen und die Beschwerden der Patienten sind anschließend deutlich gelindert. Die Stoßwelle, die an der Hand eingesetzt wird, ist im Normalfall die sogenannte radiale Stoßwelle, die mit einer hohen Frequenz und vielen Impulsen agiert. Dem gegenüber steht die fokussierte Stoßwelle, die mit einem hohen Druck und nur wenigen Impulsen arbeitet. Letztere Variante ist üblicherweise schmerzhafter; man setzt sie an der Schulter, am Ellenbogen und bei einem Fersensporn ein.

Der Fersensporn ist übrigens die einzige Erkrankung, für die die gesetzliche Krankenkasse eine Stoßwellentherapie übernimmt, und das auch nur im Ausnahmefall.

HOMÖOPATHIE

Wir denken ja, wir wüssten alles über unseren Körper. Ich gebe gerne zu, dass wir Ärzte womöglich sogar im besonderen Maße dazu neigen. In Wahrheit stimmt das leider nicht. Wir wissen nur sehr wenig.

Die Homöopathie ist vermutlich den meisten Menschen geläufig. Der Grundgedanke der Homöopathie ist, dass der Therapeut mit bestimmten Stoffen, die der Zusammensetzung des menschlichen Körpers ähneln, den Patienten im Fall einer Erkrankung wieder stärken kann. Die Schulmedizin versucht im Prinzip nichts anderes, allerdings verwendet die Homöopathie ausschließlich Naturheilmittel. Konkret gestaltet sich die Therapie so, dass die zu verabreichenden Stoffe, die teilweise in einer normalen Konzentration sogar giftig oder gefährlich sein können, sehr stark verdünnt zugeführt werden. Durch diese extrem starke Verdünnung sind sie nicht mehr schädlich, haben allerdings trotzdem noch ausreichend Kraft, um zu wirken.

Für alle, die sich diese starke Verdünnung nicht vorstellen können, nehme ich gerne folgendes Beispiel: Wenn ich am Berliner Schlachtensee an der einen Seite eine Aspirintablette ins Wasser werfe, einmal um den See jogge und an der anderen Seite einen Löffel Wasser entnehme, dann kommen wir ungefähr auf eine homöopathische Konzentration.

Generell denke ich: Wenn man sich als Arzt mit Naturheilverfahren auskennt, dann darf man durchaus zuerst mit homöopathischen Therapien behandeln, bevor man zur Schulmedizin und somit zur Chemie greift. Ich persönlich halte die Homöopathie also für ein Glied in der Kette der Behandlungsmöglichkeiten, aber ob sie zum Zuge kommen kann, hängt für mich immer auch von der Schwere der Erkrankung ab. Oft sind es auch die Patienten, die einen schnellen Erfolg sehen wollen. In diesem Fall ist die Homöopathie ganz sicher nicht die erste Wahl. Die Homöopathie bringt keine schnellen Erfolge und, wenn überhaupt, nur im Ausnahmefall. Ein gutes Beispiel aus meinem Praxisalltag ist Arnika. Bei Schwellungen, Prellungen und Verstauchungen kann Arnika sehr schnell helfen, ebenso nach Operationen. Die Wirkung wurde sogar mit Studien belegt. Nach Brüchen helfen Symphytum-D2-Tropfen und Calcium-phosphoricum-D6-Tabletten.

Bei der Arthrose können wir auch sehr gute Erfolge mit Homöopathie erzielen, zum Beispiel mit Weihrauchkapseln oder mit Kurkuma. Arthrosen lassen sich ebenfalls sehr gut mit Calcium-fluoratum-D6-Kügelchen behandeln. Die Nachfrage nach Naturheilverfahren hat in den letzten Jahren sehr stark zugenommen. Wenn Sie sich für die Homöopathie interessieren, dann empfehle ich, immer zuerst zu einem Arzt zu gehen, der sich damit auskennt. Es sind leider auch sehr viele Scharlatane unterwegs, die sich auf Kosten der Patienten und nicht zuletzt auf deren gesundheitliches Risiko bereichern wollen.

KÄLTEKAMMER

In der Kältekammer herrschen in der Regel minus 110 Grad Celsius. Dennoch wird mir ganz warm ums Herz, wenn ich davon erzähle, wie vielen meiner Patienten sie bereits gut geholfen hat.

Die sogenannte *Kryotherapie*, der gezielte therapeutische Einsatz von sehr starker Kälte, hilft vor allem Rheumatikern und Patienten mit Arthrose. Und warum ist das so? Weil es im Grunde logisch ist: Die Kältekammer wirkt entzündungshemmend, sie löscht den Brand der entzündeten Gelenke. Und das beinahe schneller als die Feuerwehr. Die extrem kalte Temperatur führt dazu, dass sich die Schmerz- und Entzündungssituation an den betroffenen Gelenken sofort verbessert. Als Alternative zur Kältekammer, in die sich die Patienten für sehr kurze Zeit hineinbegeben, kommt gelegentlich auch noch der Einsatz von lokaler Kälte infrage.

Die Wirksamkeit ist wissenschaftlich belegt und sogar sichtbar: Wir können nach einer Therapie relativ schnell eine Reduktion des Entzündungsgewebes beobachten. Im Normalfall gehen die Patienten zur Eingewöhnung für rund eine halbe Minute in eine Vorkammer, in der die Temperatur bei rund minus 60 Grad Celsius liegt, und anschließend für drei Minuten in die Hauptkammer bei minus 110 Grad Celsius. Die Behandlung darf ausschließlich unter ärztlicher Aufsicht durchgeführt werden.

Nach Beendigung der Behandlung kommt es außerdem unmittelbar zu einer reaktiven Mehrdurchblutung. Dadurch wird der Stoffwechsel extrem stark angeregt – und zwar auch in Regionen des Körpers, den sogenannten Endstrombahnen, in denen sonst wenig Aktivität des Stoffwechsels ankommt. Doch durch die plötzliche Mehrdurchblutung nach einer Behandlung in der Kältekammer kommen beispielsweise in den Fingern plötzlich wieder mehr Nährstoffe und körpereigene entzündungshemmende Stoffe an. Im Vordergrund der Behandlung steht also die Hemmung der Entzündung. Daraus folgt wie immer auch die Linderung der Schmerzen an den betroffenen Gelenken. Die Therapie in der Kältekammer hilft besonders gut im Akutstadium der eben genannten Erkrankungen. Sie hat so gut wie keine Nebenwirkungen, allerdings muss ich auch einräumen, dass die Kältetherapie eine Erkrankung niemals gänzlich beenden kann. Doch – und das ist eine gute Nachricht: Die Krankenkassen übernehmen die Behandlung meist ganz oder teilweise.

ANTIOXIDANTIEN

Unser Körper bildet permanent sogenannte freie Radikale. Die Anzahl dieser Stoffe überspringt zwar mengenmäßig nicht die Fünf-Prozent-Hürde, sie können aber einen Großteil unseres Körpers dennoch ganz schön durcheinanderbringen.

Freie Radikale sind Stoffe, die unser eigenes Gewebe angreifen und uns deswegen schaden. Wir können diesen Vorgang grundsätzlich erst mal nicht beeinflussen. Der Körper produziert täglich freie Radikale – ob wir wollen oder nicht.

Das ist zunächst nichts Schlimmes, weil unser Körper die freien Radikale für bestimmte Stoffwechselprozesse sogar dringend braucht. Aller-

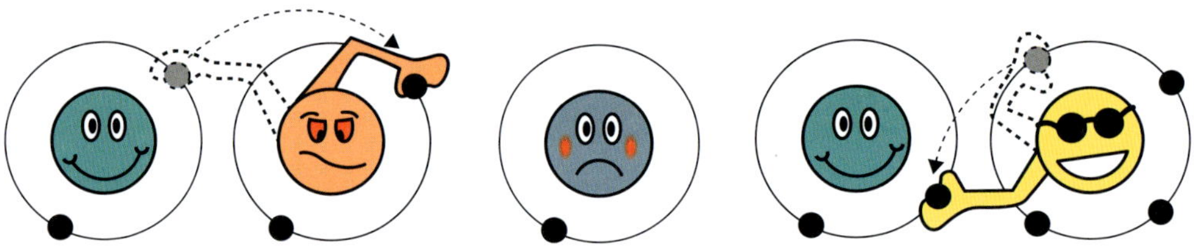

Antioxidantien fangen freie Radikale

dings dürfen es nicht zu viele werden – und das können wir beeinflussen: Wenn wir beispielsweise rauchen und trinken, dann produziert der Körper noch mehr freie Radikale als sowieso schon. Umweltgifte und UV-Strahlung der Sonne sind weitere äußere Einflüsse, die die Entstehung freier Radikale begünstigen.

Aber zurück zum Normalfall. Eine bestimmte Menge an freien Radikalen fängt der Körper selbst ab. Schwierig wird es erst dann, wenn bestimmte Erkrankungen hinzukommen. Ich denke da aus meinem Alltag zum Beispiel an Handerkrankungen wie eine Sehnenscheidenentzündung, eine Arthrose oder Verletzungen. Wenn obendrauf wie eben beschrieben noch schädigende Substanzen hinzukommen wie Nikotin, Alkohol und ungesunde Fette, dann steigt die Konzentration von freien Radikalen im Körper so stark an, dass er es nicht mehr schafft, sie abzufangen – und dann intensiviert sich die jeweilige Erkrankung.

Denn: Die freien Radikale sind Stoffe, die entzündliche Prozesse unterhalten, also immer wieder fördern. Ziel ist es, durch den gezielten Einsatz von Antioxidantien einen Ausgleich zu schaffen. Denn Antioxidantien sind ganz einfach ausgedrückt Stoffe, die die freien Radikale auflösen oder an ihrer Radikalität hindern.

Zu den bekanntesten Antioxidantien zählen bestimmte Vitamingruppen. Am weitesten verbreitet und am bekanntesten ist das Vitamin C. Nicht minder wirkungsvoll sind Selen, Zink oder spezielle Omega-3-Fettsäuren.

Es gibt Lebensmittel, die besonders reich an Antioxidantien und deswegen besonders gesund sind: Blaubeeren, Nüsse, Brokkoli, Tomaten, Avocado, Zwiebeln oder Karotten sind wahre Schätze.

Egal, woher Sie die Antioxidantien beziehen, sie alle tragen dazu bei, die freien Radikale im Körper abzufangen und ihm zu einem guten chemischen Ausgleich zu verhelfen. Freie Radikale sind nicht für alle Erkrankungen verantwortlich, aber sie intensivieren sie. Für mein Fachgebiet bedeutet das: Freie Radikale spielen bei wirklich allen Erkrankungen der Hand eine Rolle und verschlimmern sie de facto auch. Sie werden mir also zustimmen, wenn ich sage, dass wir alle darauf achten sollten, ausreichend Antioxidantien zu uns zu nehmen. Manchmal reicht eine gute Ernährung allein allerdings nicht aus, sodass eine höhere Dosierung benötigt wird – in Form einer Therapie in der Praxis Ihres Vertrauens. Am häufigsten verwende ich Antioxidantien bei der Behandlung der Arthrose. Die Patienten bekommen auf sie abgestimmte Präparate über die Vene. Diese Infusionskur, die unter Berücksichtigung einer sehr genauen Dosierung durchgeführt wird, zeigt überwiegend gute Erfolge. Ob und wie viele Infusionen die Krankenkasse übernimmt, ist von Fall zu Fall unterschiedlich.

■ TAPE

Auch, wenn beide Möglichkeiten im Alltag durchaus manchmal wünschenswert wären: Mit dem Tape bekommt weder der Arzt noch der Patient den Mund zugeklebt. Die Tape-Therapie kommt aus der Sportmedizin. Und die wichtigste Aufgabe eines Tapes ist ganz grundsätzlich immer zuerst die Stabilisation.

Wenn wir nun – um in meinem Fachgebiet zu bleiben – von einem Tape an der Hand ausgehen, gibt es ganz grundsätzlich zwei unterschiedliche Indikationen. Einerseits dienen diese Tapes dazu, einzelne Gelenke zu stabilisieren, die instabil geworden sind. Typische Gründe hierfür sind beispielsweise bestimmte Verletzungen, die dazu führen können, dass bestimmte Bänder einfach nicht mehr so funktionieren, wie sie sollten.

Andererseits können einzelne Gelenke durch bestimmte Erkrankungen ebenfalls instabil werden. Beide Fälle könnte man mit einem Tape ausgleichen und damit schnell helfen. Denn alles, was stabil ist, tut in der Regel nicht mehr weh.

Im Gegensatz zu diesen eben beschriebenen stabilisierenden Tapes steht das funktionelle Tape. Dafür wird nicht das klassische Tape, sondern das sogenannte Kinesio-Tape benutzt. Die Kinesiologie ist die Lehre der Bewegung. Durch die Elastizität der Bänder sollen die funktionellen Prozesse der Muskeln und der Gelenke unterstützt und ermöglicht werden.

Ein paar Beispiele? Gern. Soll beispielsweise die Streckfunktion der Sehnen verbessert werden, dann wird das Tape demzufolge auf der Streckseite befestigt, um die Strecksehnen zu unterstützen. Möchte man das Lymphsystem unterstützen, macht man aus dem Kinesio-Tape ein sogenanntes Lymph-Tape, das gegen Schwellungen sehr hilfreich ist. Ein Kompressions-Tape, das häufig bei Sportlern zu sehen ist, hat einen ähnlichen Effekt. Übrigens kann nicht nur das betroffene Gelenk von einem Tape profitieren, sondern meist die ganze Region des Körpers, weil Bewegungen insgesamt besser ausgeführt werden können. Sie sehen, das Prinzip ist sehr einfach, die Anwendungsmöglichkeiten sind aber sehr vielfältig. Tapes wirken sehr zuverlässig bei Kopfschmerzen, Rückenschmerzen, Kniegelenkschmerzen, einem Tennisarm oder Fußschmerzen.

Ein stabilisierendes Tape kann übrigens hervorragend nach Bruchverletzungen eingesetzt werden. Teilweise wird ein Gips dadurch sogar ganz überflüssig. Ebenso bei bestimmten Bänderrissen ist das Tape ein sehr wirksames Mittel. Bei Erkrankungen, die degenerative Veränderungen mit sich bringen, beispielsweise Arthrosen, würde man auch sehr häufig zu funktionellen Tapes greifen, um Defizite auszugleichen. Es gibt die Theorie, dass unterschiedliche Farben der Tapes unterschiedliche Effekte auf den Körper haben. Das ist eine Theorie, die von einigen Therapeuten vertreten wird. Ich kann sie leider mit wissenschaftlichen Argumenten nicht absichern – oder in diesem Fall tapen.

ORTHESEN

Eine Orthese ist eine äußere Hilfe, eine Hüllen-Hilfe, um bestimmte Bewegungen oder Funktionen der Hand zu unterstützen. Eine Orthese, die wahrscheinlich jeder kennt, ist eine Manschette oder Bandage für das Handgelenk. Das klassische Einsatzgebiet für Orthesen ist das Karpaltunnelsyndrom, um das Handgelenk in der Nacht nicht abknicken zu lassen. Aber auch nach Verstauchungen oder bei einer Dupuytren'schen Erkrankung, um die zunehmende Krümmung des Fingers zu verhindern, sind Orthesen sehr nützlich. Ganz generell lässt sich sagen, dass Orthesen immer dann besonders hilfreich sind, wenn wir etwas nicht kontrollieren können. Deshalb müssen Orthesen meistens unbedingt und ausnahmslos beispielsweise in der Nacht getragen werden.

Orthesen sind ganz allgemein auch Hilfen, um Fehlstellungen der Gelenke oder der Knochen zu behandeln und zu bekämpfen – egal, ob diese Fehlstellungen nun angeboren sind, oder ob sie sich durch Arthrosen erst nach und nach entwickeln. Sie schienen praktisch von außen, aber – das muss man sagen – wirklich funktionelle Orthesen an der Hand gibt es nicht. Orthesen sind immer bewegungslimitierend. Das heißt, dass es immer dort, wo eine Orthese getragen wird, in aller Regel zu einer reduzierten Beweglichkeit kommt. Wenn dadurch der Zustand insgesamt besser wird, dann wird diese Reduktion in Kauf genommen.

Vielleicht kommt es irgendwann in der Zukunft dazu, dass wir durch künstliche Intelligenz und Robotik komplette Gliedmaßen austauschen können. Wenn Einzelteile der Hand fehlen, wäre das sicherlich aus medizinischer Sicht die Idealvorstellung. Wir sind in der Entwicklung auch schon relativ weit fortgeschritten. Gegenüber der Technik der letzten Jahrzehnte hat sich die Funktionalität von Prothesen in den letzten Jahren erheblich verbessert. Natürlich sieht eine künstliche Hand immer noch nicht aus wie eine echte Hand, sondern eher wie die Hand eines Cy-

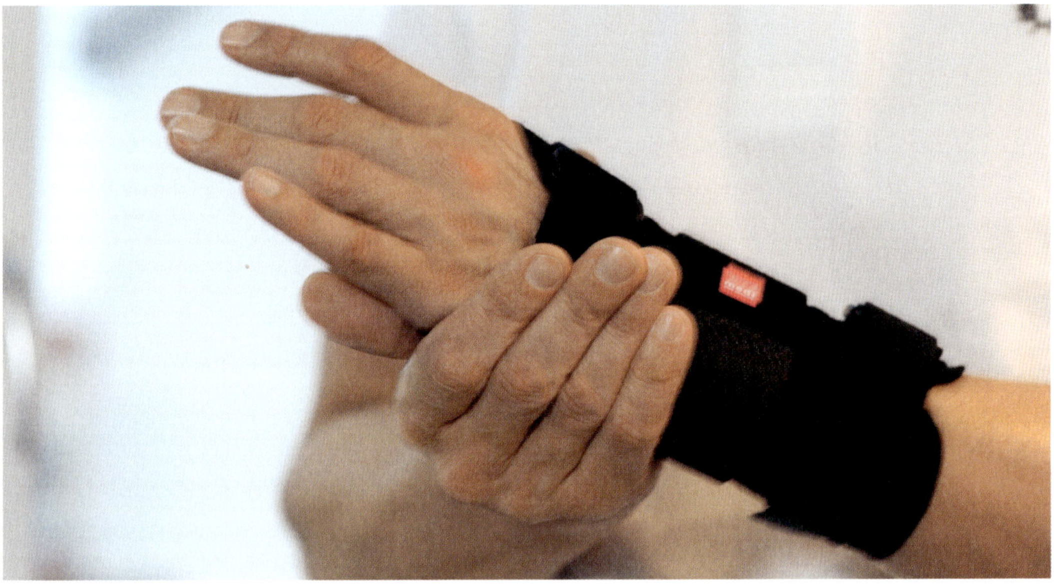

Handgelenksbandagen zur Ruhigstellung und Stabilisierung

borgs, also eines Mischwesens aus einem Menschen und einer Maschine. Aber durch künstliche Intelligenz und den Einsatz von computergesteuerten Prothesen könnte es schon sehr bald dazu kommen, dass die Orthesen, die heute noch bewegungslimitierend sind, sich eines Tages auch mitbewegen können.

Für größere Gelenke kommen wir ohne künstliche Intelligenz und ohne Computertechnik heute schon sehr weit. Das künstliche Hüftgelenk ist ein perfektes Beispiel für ein sehr gut funktionierendes, sehr weit verbreitetes Ersatzteil für unseren Körper. Das künstliche Kniegelenk ist heutzutage ebenfalls kein Hinderungsgrund mehr, aktiv Sport zu betreiben.

Wenn ich eine Prognose abgeben sollte, wann die Prothesen und Orthesen dem menschlichen Vorbild eins zu eins entsprechen, dann denke ich, dass wohl noch 20 Jahre vergehen werden. Ich habe also noch viele Jahre Arbeit vor mir.

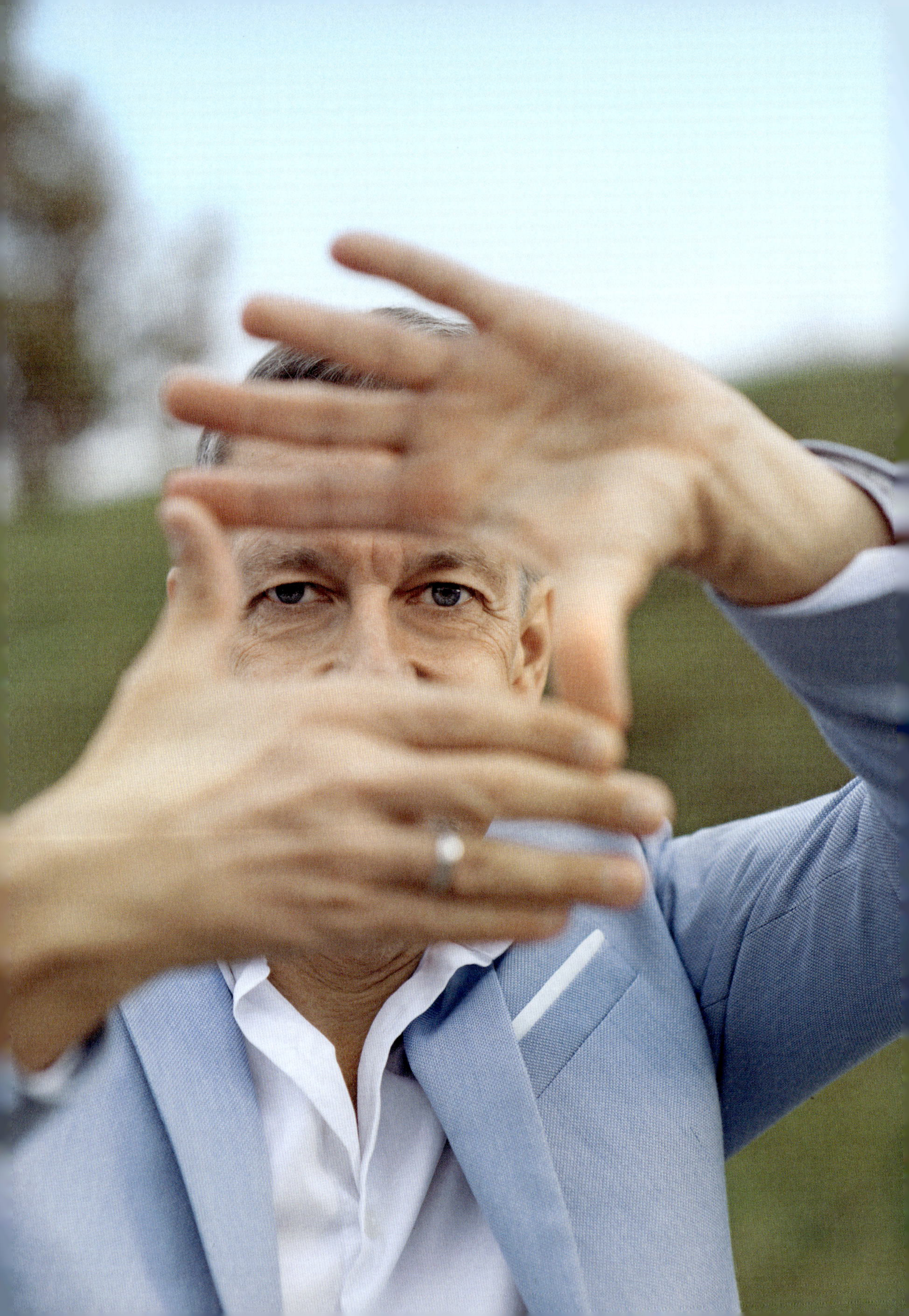

■ EIN GLÜCKLICHES HÄNDCHEN ODER: WIE ICH WURDE, WER ICH BIN

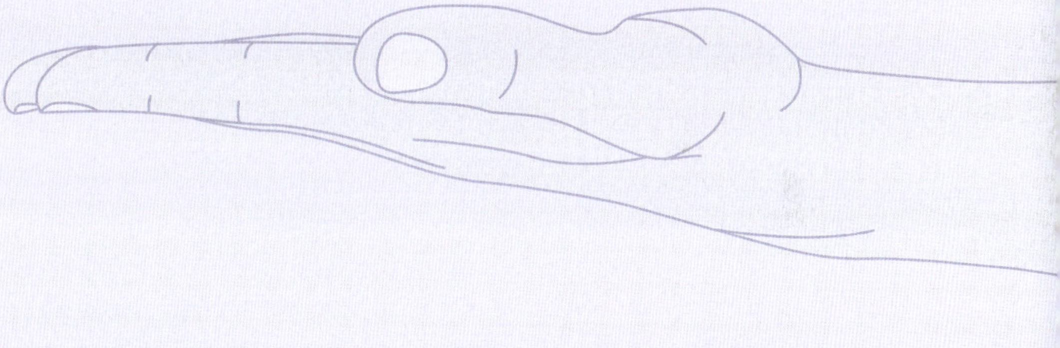

DASS ICH HEUTE HANDCHIRURG BIN, IST GANZ SICHER ZUFALL

Irgendwie jedenfalls. Und außerdem viel Arbeit. Wenig Schlaf. Sowie am Ende mit Umwegen auch Schicksal. Am wahrscheinlichsten ist jedoch: Ich hatte einfach ein glückliches Händchen.

Eigentlich wollte ich Schauspieler werden. Die Bühne, die Scheinwerfer, das Publikum und ich. Doch die Operation, aus mir einen erfolgreichen Schauspieler zu machen, ist eine der wenigen meines beruflichen Lebens, die mir gänzlich misslungen ist. Der Patient ist nicht tot, aber er musste auf Nimmerwiedersehen auf eine andere Station verlegt werden.

Die Schauspielerei ist seither einer dieser Träume, aus denen ich schon sehr lange erwacht bin. Und sie war ebenso ein Traum aus einer Zeit, die es nicht mehr gibt. Ich habe im Laufe meines Berufslebens viele Menschen erlebt, bei denen der letzte Vorhang zu fallen drohte – oder sogar fiel. Für meine künstlerische Karriere öffnete er sich hingegen nie.

Dabei war ganz Berlin im Grunde eine Bühne. Als ich geboren wurde, war die Stadt ein in Ost und West geteilter Ort erlebbarer Geschichte, besetzt von den vier alliierten Mächten. Heute kann man sich das nicht mehr richtig vorstellen, aber beinahe jede Ecke meiner Kindheit weckte meine Fantasie mehr, als die Stadt es heute erahnen lässt.

Amerikaner, Briten und Franzosen waren unsere Freunde, sie brachten in unsere teils graue, oft raue Stadt die große, weite Welt. Der Russe hingegen war in seiner Nähe stets bedrohlich und unheimlich übermächtig –, als Arzt würde ich beinahe sagen: wie ein bösartiges Krebsgeschwür –, er ließ uns wach und wachsam bleiben.

Heute bin ich mir sicher, dass genau diese Kindheit in genau dieser Stadt meine Vorstellungskraft so stark anregte, dass ich mich die ersten 20 Jahre meines Lebens als neuer Götz George, Clint Eastwood oder mindestens Peter Frankenfeld sah. *Die Schwarzwaldklinik, Emergency Room* und *Grey's Anatomy* – Kultserien, die Ärzte in den Mittelpunkt stellten – eroberten erst Jahre, teils Jahrzehnte später die Bildschirme und dann wenig später die Herzen der Zuschauer, sodass ich noch nicht ahnen konnte, wie nah ich meinem allerersten Berufswunsch im Laufe meines Lebens noch kommen sollte.

Westberlin in den 1980er-Jahren, das war wie ein eigenes, bisweilen exotisches Land. Die Mauer um uns herum machte uns auf eine irrwitzige Weise einerseits freier als den Rest der alten, oft muffigen Bundesrepublik. Denn Westberlin, das war gleichbedeutend mit wilden Nächten ohne Sperrstunde, viel (subventioniertem) Geld und einer überall spürbare Lust auf Freiheit. Und andererseits – das war die Kehrseite unserer Welt – begrenzte uns diese Mauer räumlich sehr stark.

Ich war wütend auf die Mauer!

Denn dieser sogenannte antiimperialistische Schutzwall ließ ganz konkret meine Möglichkeiten – nämlich den kühnen Traum von einem Leben im Scheinwerferlicht und auf der großen Bühne in die Realität umzusetzen – aufgrund der damals nur geringen Anzahl an Schauspielschulplätzen in Westberlin in scheinbar unerreichbare Ferne rücken.

Ich musste eines Tages erkennen: Hamlet und ich, wir waren weiter entfernt voneinander als die Notaufnahme der Charité von der Milchstraße.

Und nun? Mir war klar, dass ich studieren wollte. So viel stand fest. Es gab nur ein zunächst unlösbares Problem: Ich war sicher kein schlechter Schüler. Aber leider waren meine Noten damals trotzdem nicht gut genug, um mich direkt an einer Universität einschreiben zu können.

Um aus mir einen Medizinstudenten zu machen, bedürfte es einem komplizierten Therapieplan. Im Vergleich zu den heutigen Anforderungen war die Situation für angehende Studenten damals zwar noch wesentlich entspannter. Der direkte Weg ins Studium blieb mir dennoch verwehrt.

Das verursachte schlaflose Nächte, Anspannung und bisweilen sogar Schmerzen. Trotzdem, ich wollte nicht aufgeben. Ich interessierte mich ungebrochen und am stärksten für alles rund um das Thema Gesundheit. Und zwar nicht nur meiner eigenen, sondern auch die meiner Mitmenschen.

Nichts hätte mich von der Medizin abhalten können. Kein anderer Beruf hatte eine stärkere Sogwirkung auf mich. Ich sprach auf nichts anderes an. Ich war, was meine Lust auf den menschlichen Körper betrifft, wie wir Ärzte sagen, ein Therapieversager. Nichts konnte mich heilen.

Welchen Weg zum Patienten ich auch immer gehen würde, klar war mir nur, dass ich irgendwie mit Menschen arbeiten wollte. Und zwar mit lebenden, nicht mit toten.

Zum damaligen Zeitpunkt kamen für einen Einstieg ins Gesundheitswesen ohne Medizinstudium eigentlich nur zwei Ausbildungen infrage: Ich hatte die Wahl, entweder Krankengymnast zu werden oder Krankenpfleger. Schon immer war es allerdings so, dass man für eine Ausbildung zum Krankengymnasten quasi noch Geld mitbringen musste. Das wollte ich nicht. Und, abgesehen davon, hatte ich es auch nicht. Also entschied ich mich für die Pflege.

Es war im Nachhinein der richtige Weg. Heute wundere ich mich darüber, wie ich das immense Pensum geschafft habe und die Eindrücke, so jung, wie ich war, gut verarbeiten konnte. Denn das, was man in der pflegerischen Ausbildung zu sehen bekommt, waren in der damaligen Welt, also ohne Internet und einer im Vergleich kleinen ausgeprägten Sensationslust, sehr viel mächtigere und stärkere Bilder, als sie es heute sind. Und – Augen zu und durch war auch keine Option. Schließlich wollte ich nicht durch Behandlungsfehler auf mich aufmerksam machen. Ich hangelte mich also durch.

Meine allererste Begegnung mit lebenden Patienten war schließlich auf der Inneren. Das war einerseits ein Sprung ins kalte Wasser. Und dennoch bin ich vergleichsweise sanft in den Berufsalltag eingetaucht – ich hatte anfangs so gut wie nie mit blutenden Patienten Kontakt, sondern hauptsächlich mit internistischen Erkrankungen. Das schärfte meinen Blick und half mir, schnell und viele Erfahrungen zu sammeln.

Manchmal begegneten mir freilich doch die einen oder anderen Exkremente oder Sekretionen, ich arbeitete schließlich nicht in einem virtuellen Krankenhaus. Aber je öfter das passierte, umso größer wurde die Routine. Dennoch musste ich mich anfangs oft überwinden. Wie gesagt – ich kam schließlich gerade direkt von der Schule.

Natürlich gewöhnte ich mich schnell auch an die unangenehmen Dinge des Alltags, wie man sich vermutlich an alles im Leben gewöhnen kann. Mit der Zeit wuchs meine Verantwortung. Ich hatte andere Einsatzgebiete, war bei kleineren Operationen dabei und arbeitete auch in der Notaufnahme. Je intensiver und regelmäßiger meine Begegnungen mit vermeintlich schrecklichen Bildern oder Situationen wurden, desto einfacher fielen sie mir. Und das hat nichts mit Abstumpfung zu tun, sondern mit einer gewissen Routine, die zumindest in meinem Beruf sehr hilfreich sein kann.

Der Bühnenstar Michael Lehnert hätte sich vor der Routine gefürchtet. Denn in künstlerischen Berufen ist Routine auch immer gleichbedeutend mit Langeweile. Der Arzt Michael Lehnert ist dankbar, sich in Extremsituationen auf seine Routine verlassen zu können. Nach 25 000 operierten Karpaltunnelsyndromen könnte man mich nachts wecken, direkt in den OP stellen und mein Patient und ich würden dennoch heil ins Ziel kommen. Routine sei Dank.

Ich habe meine pflegerische Ausbildung keinen Tag bereut, obwohl ich sie letztlich nicht beendet habe. Ich hatte Spaß. Ich war neugierig. Ich wollte immer mehr wissen, als man uns beibrachte. Ich wollte mit meinen Patienten weiter gehen, als das Wechseln eines Verbandes, Fieber- und Blutdruckmessen oder eine Blutentnahme es möglich machten. Ich wollte nicht nur an der Oberfläche arbeiten. Ich wollte die unmittelbaren Auswirkungen meiner Arbeit sehen können. Der Schritt in die Medizin war für mich daher ein unausweichlicher Schritt. Und die einzige Entschuldigung, die Ausbildung abzubrechen.

Deshalb habe ich immer noch den größten Respekt vor dem Pflegepersonal. Ohne gute Pflegerinnen und Pfleger wären wir Ärzte sicher nur halb so stark.

Mir war immer klar, dass ich für die Medizin noch mehr brannte als für die Pflege.

Was ich brauchte, war ein vom Numerus clausus unabhängiger Zugang zum Studium. **Ich hatte Glück:** Zu meiner Zeit konnte man noch den sogenannten Medizinertest machen. Das war ein Katalog aus psychologischen und wissenschaftlichen Fragen, die man in einer bestimmten Zeit beantworten musste. Seltsamerweise habe ich es in die Gruppe der Besten geschafft. Ich weiß gar nicht mehr, warum eigentlich. Aber das war mir schnell egal. Denn die Besten des Tests bekamen direkt einen Studienplatz, sodass ich nach einem Dreivierteljahr von der Pflegeausbildung zum Medizinstudium gewechselt bin.

Medizin! Was für eine Welt! Schon in den ersten Tagen meines Studiums fühlte ich, dass ich eine wichtige Hürde meines Lebens genommen hatte. Ich war gerade mal 19 Jahre alt – das war, wie gesagt, aus damaliger und heutiger Sicht wahnsinnig jung. Und außerdem noch ein Jahr jünger als im Rest der Republik. Dadurch, dass ich in Westberlin lebte, musste ich keinen Wehrdienst leisten, was letztlich dazu führte, dass ich mit 30 Jahren schließlich einer der jüngsten Fachärzte Berlins im Fach der Orthopädie war. Ich arbeitete sechs sehr intensive Jahre lang im Krankenhaus und gründete dann mit Anfang 30 meine Praxis. Damit bin ich die überwiegende Mehrheit meines beruflichen Lebens selbstständig. Diese anfangs vielleicht riskante Operation ist übrigens geglückt.

Es ist mir mit den Jahren immer leichter gefallen, einen lebenden Patienten zu berühren. Klar, es ist alles andere als einfach, zum ersten Mal den Stumpf eines Amputierten in die Hände zu nehmen. Und natürlich kommt es immer wieder vor, dass ein Arzt in die Intimität des Patienten eindringen muss. Das passiert beinahe täglich. Wenn eine Patientin sich die Rippen bricht, dann führt der Weg nun mal an ihren Brüsten vorbei. Egal, ob sie sie anhebt oder ich.

Letztlich glaube ich, dass mir meine Nähe zur Schauspielerei immer wieder dabei geholfen hat, solche Situationen zu bewältigen. Und es ist ja ohnehin so: Ein guter Arzt spielt immer eine Rolle. Somit ist ein guter Arzt immer auch ein guter Schauspieler. Womit ich wieder bei meinem Traum aus Teenagertagen angelangt wäre.

Empathie zu vermitteln, die Wahrheit sagen zu müssen, dabei Ruhe und Stärke auszustrahlen – das sind die Elemente, die ich abrufen muss, wenn ein Patient vor mir sitzt. Nicht umsonst heißt der OP im Englischen übrigens auch »Operating Theatre«. Schöner wäre es natürlich, wenn mein Publikum nicht narkotisiert wäre. Aber man kann nicht alles haben.

Die Tatsache, eine Rolle zu spielen, macht es mir gelegentlich etwas leichter, mit dem Erlebten umzugehen. Dinge zu verarbeiten. Manchmal auch zu verstehen. Denn wir retten nicht nur Leben, wir verlieren immer wieder auch Patienten.

Ein Arzt hatte – besonders in meinen Anfangsjahren – sicherlich noch einen höheren gesellschaftlichen Stellenwert. Heute erfüllen wir zwar ohne Frage immer noch eine für das Allgemeinwohl sehr wichtige Aufgabe.

Aber wir Ärzte sind schon lange nicht mehr die Halbgötter in Weiß. Gott und Halbgott sei Dank!

Noch vor wenigen Jahren haben die Patienten ihren Ärzten überwiegend ehrfürchtig zugehört. Sie wussten wenig bis nichts. Der Patient saß dann oft wie das Kaninchen vor der Schlange in der Hoffnung, dass es am Ende nicht ganz so sehr wehtat. Heute trauen sich die meisten Patienten in den Dialog mit uns Ärzten, mit ihren Behandlern zu gehen. Denn der Mensch ist inzwischen aufgeklärter. Und der Patient sowieso.

Heute sind wir Ärzte im Idealfall so etwas wie Partner, Mentoren oder Lebenshelfer. Mir wäre es sehr viel lieber, wenn ich mit meinen Patienten präventiver arbeiten könnte, wenn sie kämen, bevor ich – salopp gesagt – nur noch einen Scherbenhaufen zusammenfegen kann.

Der Automechaniker wird immer mehr Hintergrundwissen haben als der Autofahrer. Aber Letzterer fährt den Wagen eben jeden Tag und kennt sich im Zweifel besser mit seinem Auto aus als ein Fremder.

Gerade deshalb schätze ich Augenhöhe.

Es wird wahrscheinlich nie komplett in die Realität umzusetzen sein, aber wir Ärzte müssen uns den Patienten annähern. Ich bin vermutlich einer der wenigen Mediziner, die ganz offen sagen: Ich mag es, wenn ein Patient erst Dr. Internet, dann Prof. Google besucht – und zum Schluss mich. Ich liebe das!

Ein Patient, der vor dem Besuch beim Arzt so viele Informationen wie möglich gesammelt hat, der sich umfassend mit seinen Symptomen und seiner Erkrankung beschäftigt hat, macht es mir meistens einfacher, weil wir uns im Idealfall während der Behandlung besser verstehen. Auch ich versuche, von der Seite des Patienten aus zu denken. Ich mache mir immer wieder bewusst, wie groß das Vertrauen ist, das man mir entgegenbringt – im Extremfall betrachte ich den Körper der Patienten ja nicht nur von außen, sondern schneide ihn sogar auf.

Der Patient lässt den Arzt in sich hinein – schon deshalb verdient er größtmögliche Sorgfalt und Demut. Wer dieses Privileg nicht mehr empfindet, muss aufhören, Arzt zu sein. Natürlich gibt es immer auch die Gruppe von Patienten, die grundsätzlich denkt, dass jedes kleine Wehwehchen ein großer Krebs ist. Die muss man dann erst einmal wieder abholen. Genauso lästig können Patienten sein, die direkt mit fertigen Therapievorschlägen kommen. Mit Prof. Google konnte ich mich anfreunden. Mit Prof. Patient bleibe ich auf Kriegsfuß.

Natürlich kann auch ich nicht immer helfen. Kein Arzt kann das. Die künstliche Hüfte, die auf dem Röntgenbild noch so perfekt eingesetzt erscheint, weil sie dem echten Gelenk scheinbar gleicht, kann im Alltag die schlimmsten Schmerzen verursachen – und wir wissen nicht, warum.

Wir können eben nur einen Bruchteil aller Beschwerden in unserem Körper erklären. Es gibt immer wieder Momente der Hilflosigkeit. Wir wissen einfach nicht, woher der sogenannte springende Finger kommt. Und es ist auch egal – manchmal ist es besser, die Ursache nicht zu kennen, dafür aber die Behandlungsmöglichkeiten. Denn umgekehrt gibt es die bösartigsten Erkrankungen, deren Ursache wir kennen, ohne einen Therapieansatz zu haben. Also – da bin ich doch lieber mal unwissend. Warum ich in die Orthopädie gegangen bin? Orthopäden sind gute Handwerker. Dazu kommt meine Leidenschaft für Hände. Für mich eine ideale Kombination. Aber die Wahrheit ist auch: Es war eine Vernunftentscheidung für die Nische, in die die wenigsten Kommilitonen gehen wollten.

Die Herz- und Hirnchirurgen nehmen sich ja gerne sehr wichtig. Wenn man sich aber anguckt, dass der Orthopäde abgetrennte Gliedmaßen wieder annähen muss, dann spielen wir in Wahrheit in der gleichen Liga. Wir hängen es nur nicht so sehr an die große Glocke.

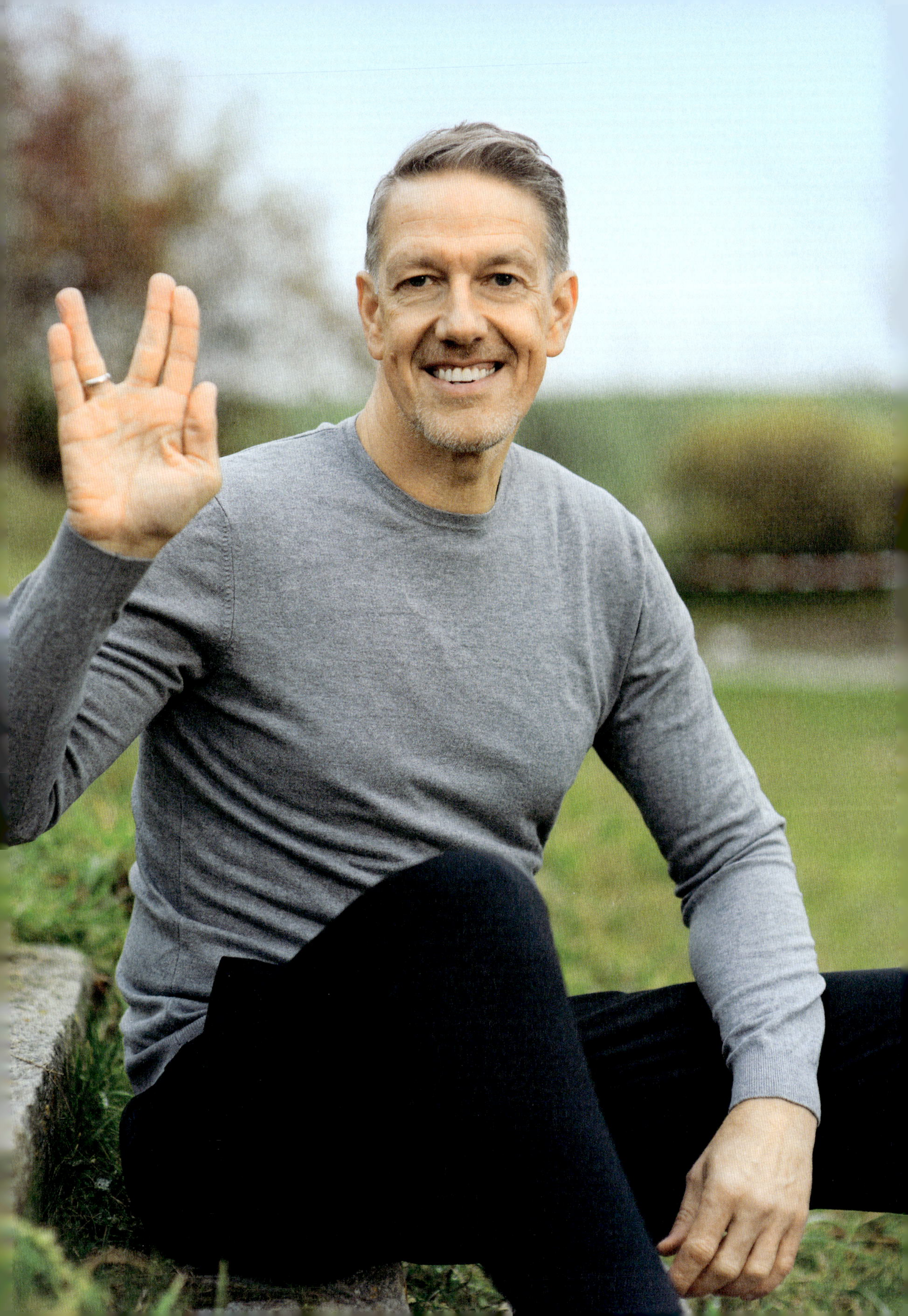

PRAKTISCHE ÜBUNGSSEQUENZEN FÜR JEDE SITUATION

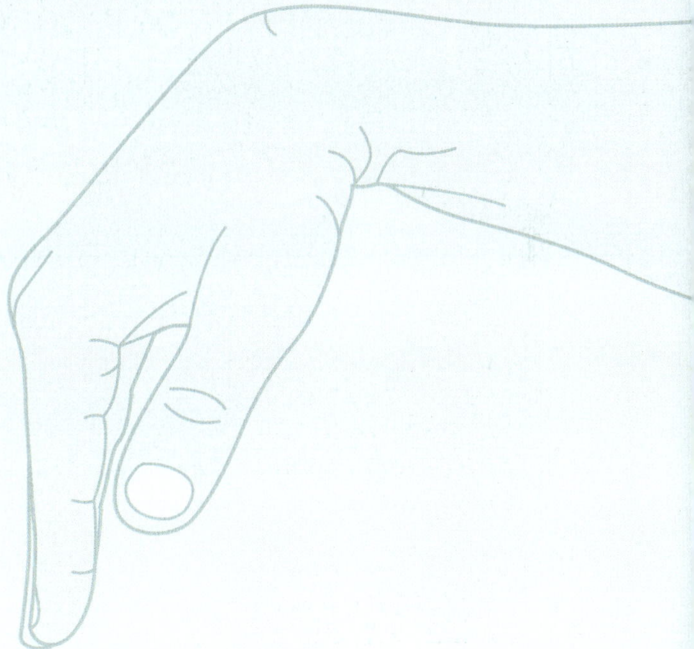

DAUMENSATTELGELENKARTHROSE

Der Handchirurg Ihres Vertrauens hat bei Ihnen eine Daumensattelgelenkarthrose festgestellt. Führen Sie die hier vorgeschlagenen Übungen 3 mal täglich mit insgesamt 5 Wiederholungen für 4 Wochen durch. Dieses Training kann zusätzlich zur verordneten Handgymnastik oder Ergotherapie durchgeführt werden.

Übung **1** – Fingerwanderung (Seite 158/159)

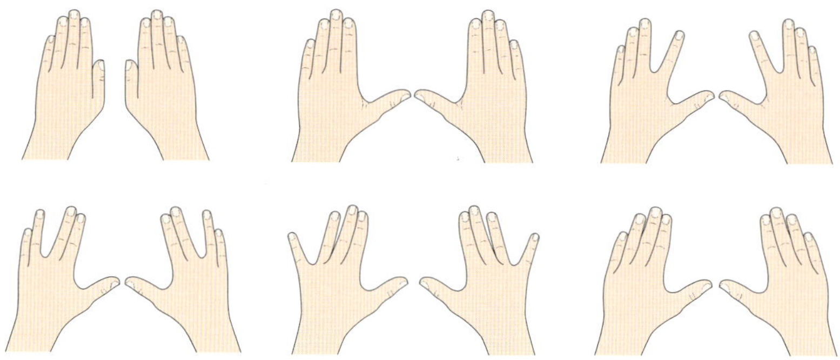

Übung **2** – Das O (Seite 166/167)

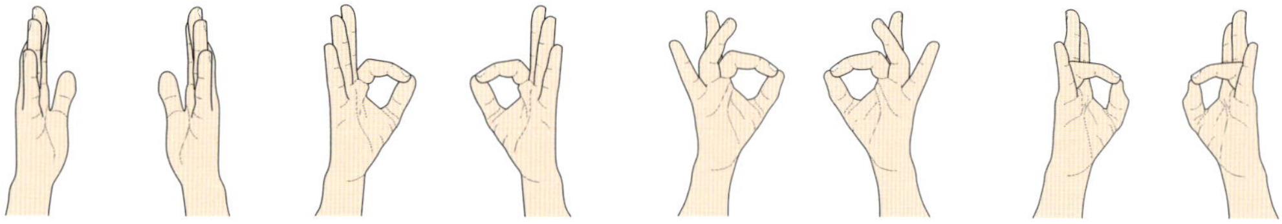

Übung **3** – Scheibenwischer (Seite 168/169)

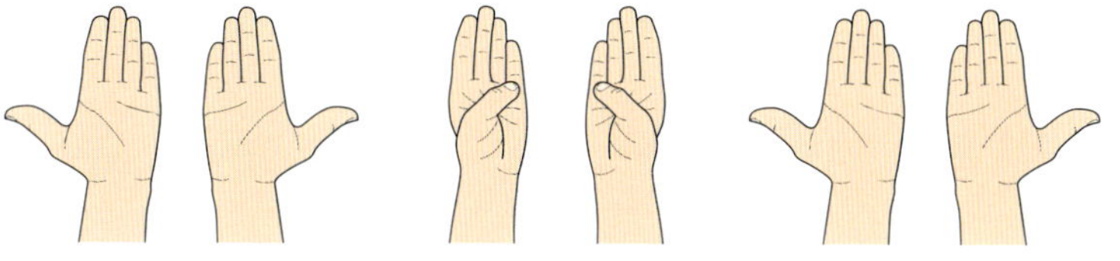

Übung **4** – Handspreizung (Seite 170/171)

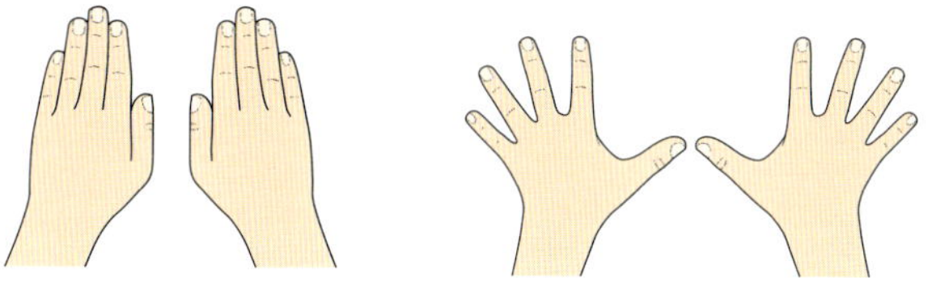

KARPALTUNNELSYNDROM

Der Handchirurg Ihres Vertrauens hat bei Ihnen ein Karpaltunnelsyndrom festgestellt. Führen Sie die hier vorgeschlagenen Übungen 3 mal täglich mit insgesamt 5 Wiederholungen für 4 Wochen durch. Dieses Training kann zusätzlich zur verordneten Handgymnastik oder Ergotherapie durchgeführt werden.

Übung 1 – Fallhand (Seite 174/175)

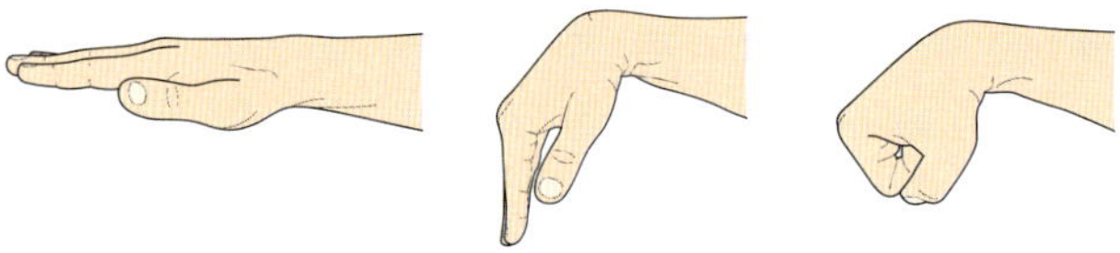

Übung 2 – Handkippe (Seite 172/173)

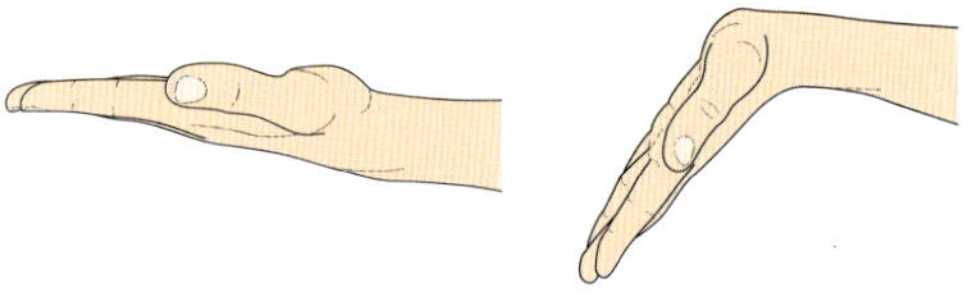

Übung **3** – Das O (Seite 166/167)

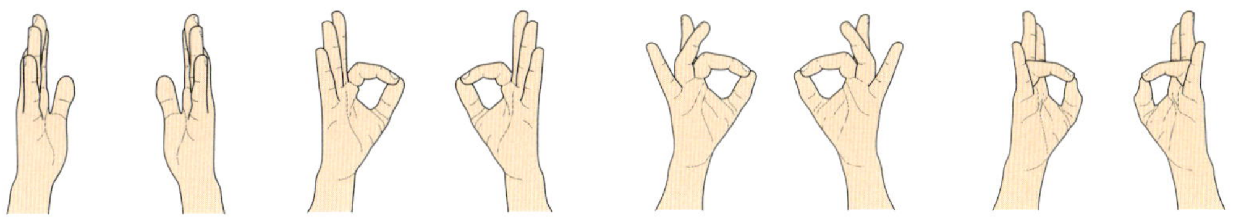

Übung **4** – 90 Grad Beugung (Seite 164/165)

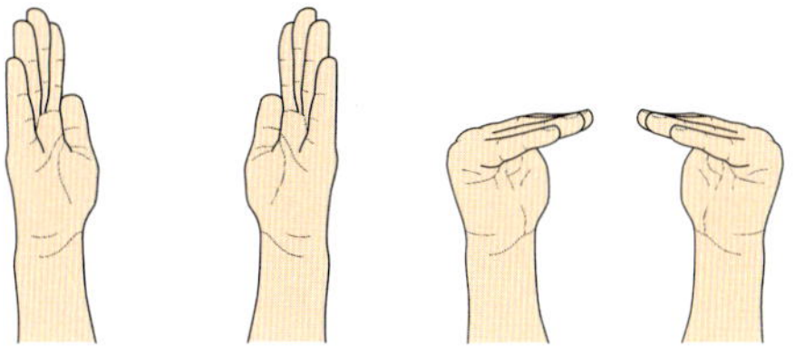

HOMEOFFICE

Bei stundenlangem Arbeiten mit der Computertastatur, der Maus oder dem Touch-Pad ist es wichtig, die Muskulatur, Faszien, Bänder und Sehnen zu dehnen und beweglich zu halten. Das vorgeschlagene Trainingsprogramm unterstützt Sie dabei, ein RSI-Syndrom zu vermeiden. Führen Sie die Übungen jeweils einmal pro Stunde während der Arbeit am Schreibtisch, Computer etc. durch. Selbstverständlich ist es auch sinnvoll, dieses Training im Büro durchzuführen, auch wenn Sie nicht im Homeoffice sitzen.

Übung 1 – Fingerstreckung (Seite 160/161)

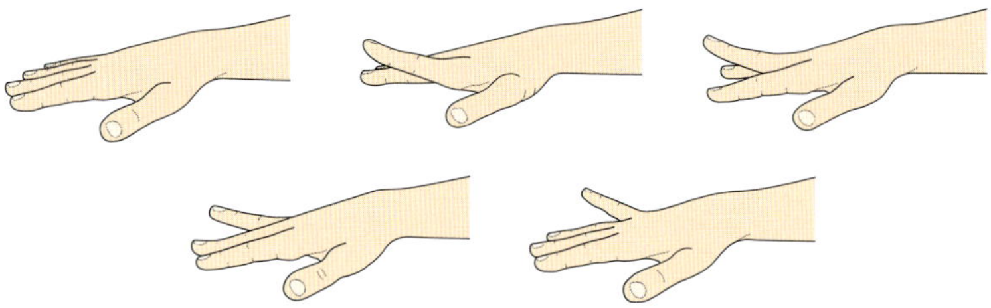

Übung 2 – Fausttraining (Seite 162/163)

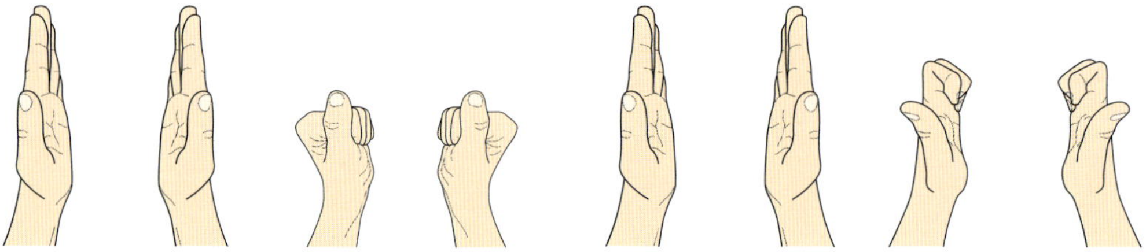

Übung **3** – Scheibenwischer (Seite 168/169)

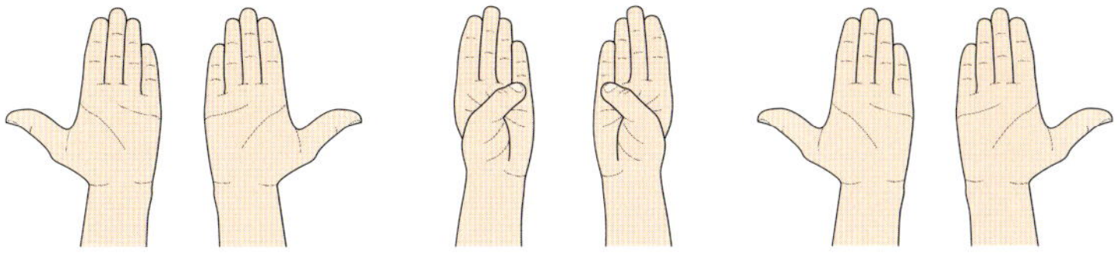

Übung **4** – Handkippe (Seite 172/173)

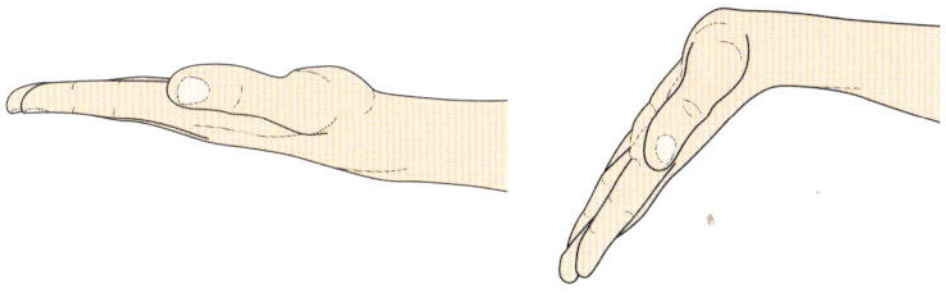

Übung **5** – Fallhand (Seite 174/175)

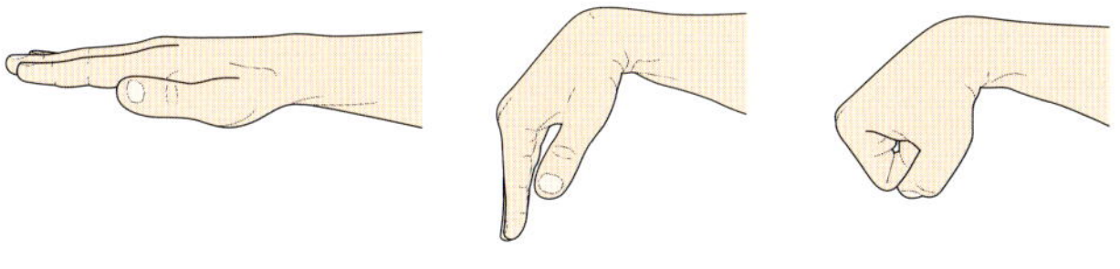

MORGENROUTINE

Leiden Sie morgens nach dem Aufstehen an steifen Fingern und Handgelenken, dann kann das viele Ursachen haben. In jedem Fall ist es wichtig, die Gelenke, Bänder, Sehnen und Kapseln wieder geschmeidig zu machen und beweglich zu halten. Das angegebene Trainingsprogramm hilft Ihnen, gleich morgens schon gut bewegliche Hände zu haben und kraftvoll den Wasserhahn oder die Wasserflasche aufschrauben zu können.

Übung 1 – Drehhand (Seite 176/177)

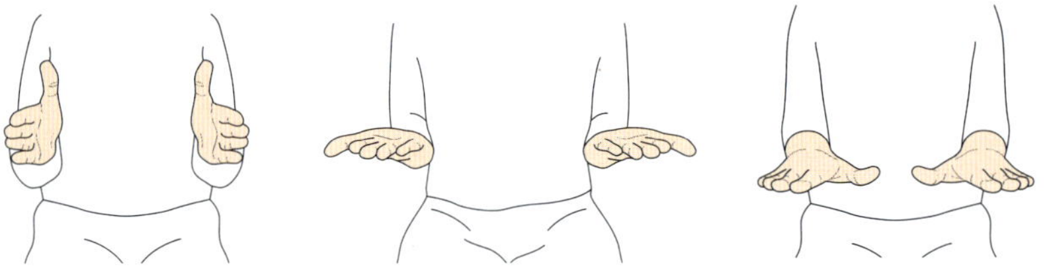

Übung 2 – Fausttraining (Seite 162/163)

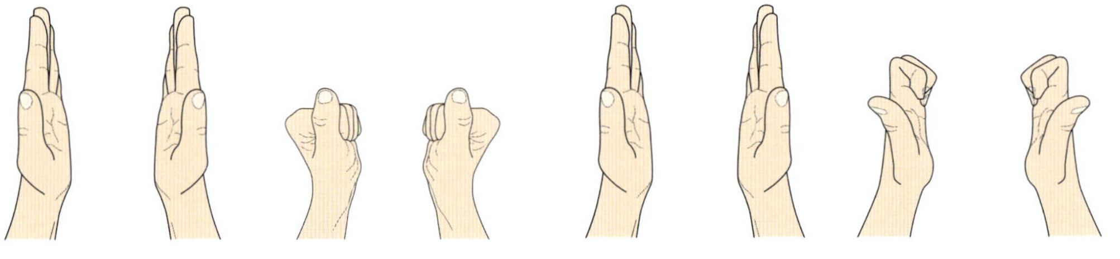

Übung **3** – Das O (Seite 166/167)

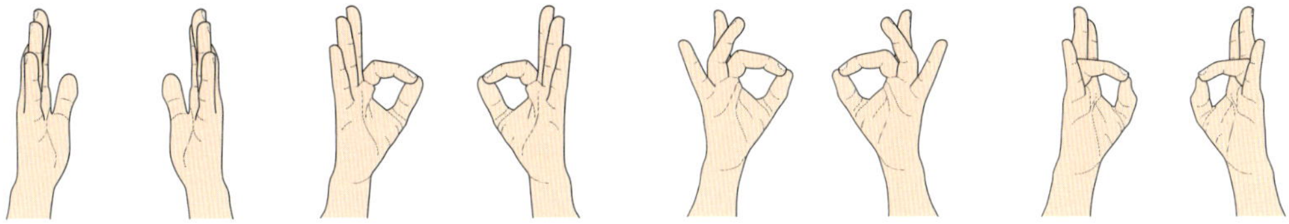

Übung **4** – 90 Grad Beugung (Seite 164/165)

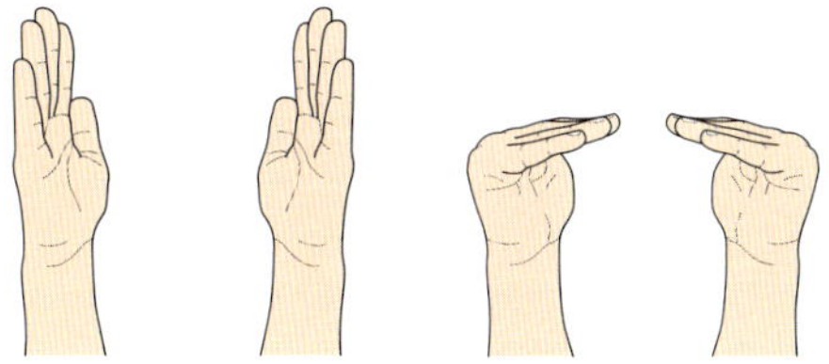

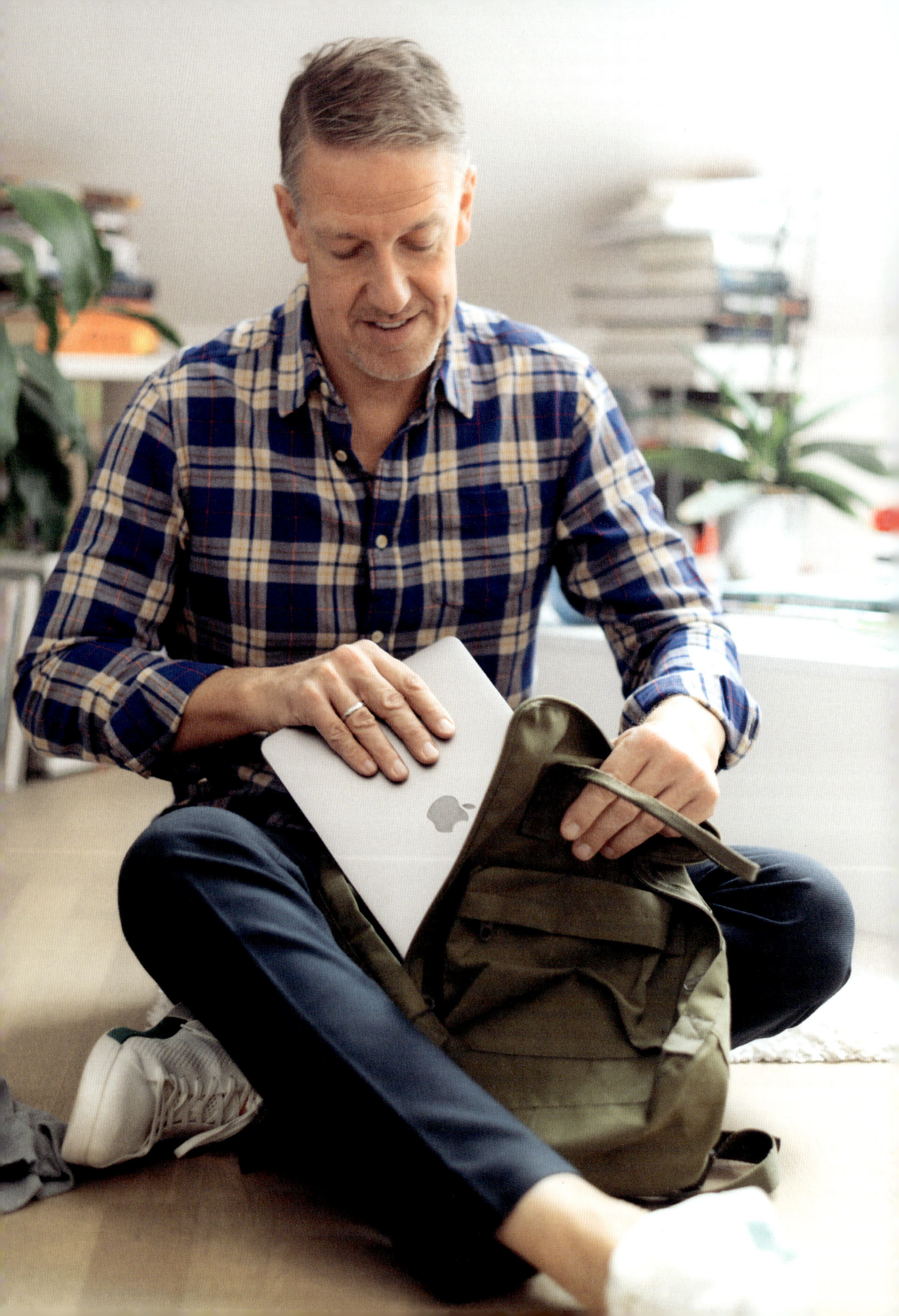

DANKSAGUNG

Ein Buch entsteht niemals ohne Unterstützung. Aus diesem Grund möchte ich allen meinen helfenden Wegbegleitern danken.

Dieser Dank geht an meine gesamte Praxis. Damit meine ich alle meine Mitarbeiterinnen und Mitarbeiter, meine ärztlichen Kolleginnen und Kollegen, vor allem meinen Praxispartner Dr. med. Torsten Gieschen. Aber die Kraft, ein Buch zu schreiben, habe ich von meiner Familie erhalten, von meiner lieben Mutter, meinen drei Söhnen, die der festen Überzeugung sind, dass mein Tag mehr als 24 Stunden haben muss.

Alexandra, ohne Dich hätte ich gar nicht erst angefangen, durchgehalten und es zu Ende gebracht. Du bist der wichtigste Mensch in meinem Leben. Danke, dass Du mich immer unterstützt.

REGISTER

IMPRESSUM

ISBN: 978-3-517-09972-9

2. Auflage 2021

HINWEISE

Das vorliegende Buch wurde sorgfältig erarbeitet. Dennoch erfolgen alle Angaben ohne Gewähr. Weder die Autorin noch der Verlag können für eventuelle Nachteile oder Schäden, die aus den im Buch gegebenen praktischen Hinweisen resultieren, eine Haftung übernehmen.

Sollte diese Publikation Links auf Webseiten Dritter enthalten, so übernehmen wir für deren Inhalte keine Haftung, da wir uns diese nicht zu eigen machen, sondern lediglich auf deren Stand zum Zeitpunkt der Erstveröffentlichung verweisen.

BILDNACHWEIS: Illustrationen: Theiss Heidolph; Fotografie: Christian M. Weiss; Seite 44: „Ich drück die Maus“, mit freundlicher Genehmigung von Helge Schneider; Seite 53: shutterstock/InfinitumProdux; Seite 77: Adobe Stock/aamulya; Seite 86-88: Dr. Michael Lehnert
BILDREDAKTION: Sabine Kestler
PROJEKTLEITUNG: Hannes Frisch
REDAKTION: Susanne Schneider
COVERGESTALTUNG: Vera Schlachter, Veruschkamia, München, unter Verwendung eines Motivs von Christian M. Weiss
LAYOUT, SATZ & DTP: www.layer-cake.de, Jürgen Kiermeier, Glonn
HERSTELLUNG: Timo Wenda
DRUCK UND BINDUNG: Alcione, Lavis
Printed in Italy

MIX
Papier aus verantwortungsvollen Quellen
FSC® C021956

Penguin Random House Verlagsgruppe FSC® N001967